U0262558

2017中国现场快速检测应用现状

主　编　康熙雄

副主编　王加义　张国军

科学出版社

北京

内 容 简 介

　　本书主要阐述了现场快速检测(POCT)产业的现状。全书共七章,分别介绍了 POCT 的概念及特性、POCT 产品中的核心技术(如微流控技术)、芯片设计等特点及应用原理,以及我国 POCT 研究在临床及现场应用的新成果、POCT 的管理及质量控制的必要性,并提出了管理建议,最后附有 POCT 行业参考标准。本书通过理论结合实际应用的实例,全面介绍了 POCT 产业链的现状及新特色。

　　本书可供从事医学、生物学、医疗器械、检验医学、生物医学工程和工程技术等专业的研究工作者和大专院校相关专业的教师学生参考。

图书在版编目(CIP)数据

2017 中国现场快速检测应用现状/康熙雄主编.—北京:科学出版社,2018.6

ISBN 978-7-03-057726-9

Ⅰ.①2… Ⅱ.①康… Ⅲ.①医学检验 Ⅳ.①R446

中国版本图书馆 CIP 数据核字(2018)第 111620 号

责任编辑:王灵芳 / 责任校对:张怡君
责任印制:赵 博 / 封面设计:龙 岩

科 学 出 版 社 出版

北京东黄城根北街 16 号
邮政编码:100717
http://www.sciencep.com

保定市中画美凯印刷有限公司 印刷
科学出版社发行 各地新华书店经销

*

2018 年 6 月第 一 版 开本:720×1000 1/16
2018 年 6 月第一次印刷 印张:12 3/4
字数:247 000

定价:56.00 元
(如有印装质量问题,我社负责调换)

《2017 中国现场快速检测应用现状》
编委会名单

　　本书主要从产品技术、产业发展、临床应用及国内行业协会的促进活动分析等方面来阐述中国 2017 年现场快速检测（POCT）应用的现状。POCT 是近几年被广泛推广应用的新型医学检验检测方式，也是体外诊断医学发展的一种新趋势。随着国家政策的推陈出新、医疗模式与健康理念的转变、科学技术的快速发展强力推动了 POCT 的发展，POCT 已成国内外市场的重要角色。POCT 弥补了传统临床实验室流程烦琐不能实施现场快速检测的缺点，实现了仪器小型化、操作程序简便化、检测现场实时化，高度体现了当代科技的信息化。医疗现场的变化，如胸痛中心体系的建立、基层医疗的加强等，大大推动了 POCT 行业的迅速发展。现今，多通道、高通量、微流控、芯片等新技术拓展了 POCT 的概念，为 POCT 在医疗机构的应用开辟了新方向。

　　针对基因检测、微流控、无创 POCT、智能 POCT 等技术领域的现场快速检测产品层出不穷。自国内杨瑞馥教授等共同研制的"基于稀土纳米上转发光技术的即时检测系统创建及多领域应用"荣获 2015 年国家技术发明奖以来，新型 POCT 产品的研发引起了研究者的重视。浙江大学、中国科学院苏州生物医学工程技术研究所、合肥工业大学、武汉大学、厦门大学、深圳大学等多个研究机构针对 POCT 产品中涉及的微流控、光流控、传感器、流式细胞分析等关键技术付出了很多心血，确认了新型技术在 POCT 的应用潜能，通过产、学、研的结合，推进了 POCT 产品商业化的发展。国外 POCT 分子检测产品需求增大，市场推广给国产现场快速检测带来了新的生机。

　　2017 年主推 POCT 产品的南京基蛋生物科技股份公司成功登陆 A 股市场。截至 2017 年末，POCT 相关上市企业达 13 家，仍有很多企业正在 IPO 进程中。随着国内企业的上市，POCT 产品也逐渐形成了中国特色。高通量的智慧 POCT 结合了互联网融合发展，利用"精准化、自动化、云端化、共享化"特点，解决了传统POCT"自动化程度低、精准度差、成本高、信息化程度低"等缺陷，以"精准检验、快捷体验"特点，在医学界迅速赢得了青睐。国产化 POCT 产品将逐渐成为主流医院的优先选择，其市场规模更是巨大。预计全球 2018 年整体 POCT 的市场份额可达 120 亿美元。

新兴产业的发展离不开政府政策支持,2015 年 9 月国家出台《关于推进分级诊疗制度建设的指导意见》,2016 年连续出台《国务院办公厅关于促进和规范健康医疗大数据应用发展的指导意见》《"健康中国 2030"规划纲要》《"十三五"卫生与健康规划》等政策,2017 年国务院出台的《国务院办公厅关于印发中国防治慢性病中长期规划(2017—2025 年)的通知》,在关注民生健康的同时,也支持众多 POCT 领域专家关积极开发新型 POCT 产品。促进互联网与健康产业融合,发展智慧健康产业,探索慢性病健康管理服务新模式,企业及医学专家们正信心满怀地为各个阶层的群体做好医疗服务。

2017 年由中国医学装备协会现场快速检测(POCT)装备技术分会牵头,倡导医疗机构及生产企业审视 POCT 质量管理问题,2017 也被称为"POCT 质控年"。国内外上千专业人士关注并参加 POCT 年会,每到一处推行、推广均受到了政府的支持和重视,这将 POCT 的 2017 年会推向了新的高潮。随着 POCT 应用领域不断扩大,2017 年 11 月 11 日设立了"中国军事 POCT 及标准化专业委员会",形成"POCT 的产医研军"的协同创新体系,以推进我国军事 POCT 技术检验方法、军事 POCT 器材的研究与开发进行学术交流,以及 POCT 试剂的标准化、自动化及国产化。面对 2017 年国家政策对分级诊疗、慢病管理的新政策、新要求,中国医学装备协会 POCT 分会基层推广专业委员会成立大会隆重举行,分别就 POCT 检测的质量保障及规范管理 POCT 基层应用的规范管理实践等方面的内容及新进展做了详细讲解,推进了 POCT 在基层的慢病管理检测的应用,提高了基层领域对 POCT 的认知度。

POCT 产业目前正向着规模化稳步发展。

本书由数十位临床医学、检验医学、高校院所,以及产业界的医师、专家、学者、企业家等共同编写,旨在以现场快速检测历史与现状、技术原理与产品、临床应用分析、质量管理及近几年来取得的巨大成就为重点,就其在我国现场快速检测技术、方法及标准化,在临床实验室应用的现状存在的问题及解决思路进行介绍。写作经历了两年多,但因年鉴形式所限和时间紧迫,难免有不足之处,希望为读者提供有益的帮助与参考。

康熙雄

2018 年元月

目　录

v

第一章 概 论

第一节 POCT 的概念及特性

现场快速检测(point-of-care testing,POCT),是指在采样现场进行的、利用便携式分析仪器或配套试剂快速得到结果的一种方式,内容包含现场快速、非检验人员参与,能满足快边便易的要求。行业内对有关设备也简称 POCT。

一、定 义

POCT 在院内,是指在患者旁边进行的检测活动,通常不一定是由临床检验师进行。在院外,则是指在采样现场即刻进行分析,省去样本在实验室时的复杂处理程序,快速得到结果的一类新方法。

POCT 的特点决定了其应用场所极其广泛,既可放置于规范的实验室内,也可出现在多种现场,包括大型医院的病房、门诊、急诊、胸痛中心、手术室、监护室;基层医院、社区保健站和私人诊所;疾病预防控制中心、灾害医学救援现场、食品安全现场、环境保护现场;海关检疫、违禁药品快速筛查;法医学现场;生物反恐现场等。

二、特 性

POCT 的特性:①快速获取结果,大大缩短样本周转时间;②仪器小型便携;③使用标本微量,甚至不需要样本;④操作简单,非专业人员经简单培训或阅读说明书即可操作;⑤综合使用成本低。随着 POCT 技术发展和应用的延伸,从领域上包含着生化和生理的数据采集及床边和移动形式的数据采集。

第二节 POCT 的发展历史

POCT 是体外诊断行业的一个细分领域,是近几年被广泛传播的新型检测方式,其实这种检测方式并不是一种新生事物,在没有将 POCT 形成概念的过去,古代医师随身携带用于帮助分析患者病情的工具及手法望闻问切,乃至在现代社会家庭使用的一些测量体温的温度计,都可归属于现代 POCT 的一种形式。

19世纪中期是POCT产品飞速发展的时期,各种尿液分析试纸、早孕试纸、血糖试纸的检测产品开始崭露头角。1957年,Edmonds以干化学纸片检测血糖及尿糖,随后Ames公司将其干化学纸片法检测项目扩大并商品化,由于方法简单快速,很快被普遍应用。之后,间接血凝抑制试验、乳胶试验、免疫层析试验和生物传感器技术等渐变快速的方法相继出现。到19世纪80年代,随着电子计算机、生物工程、新材料、移动互联网信息技术等高新技术的快速发展,使得POCT技术不断向实时、定量和设备小型化的方向发展。

国内外POCT的发展史主要从1995年开启,美国临床实验室标准化委员会(NCCLS)发表了AST2-P文件,即床边体外诊断检验指南,提出了POCT的概念,并对POCT进行了规范。当年,美国临床化学学会(AACC)年会上设置了一个特殊的展区,专门展示一些移动快捷、操作简便、结果准确可靠的技术和设备,这些新颖的技术和设备令所有参观者耳目一新。人们开始逐渐了解这种技术和产品。2003年,在德国杜塞尔多夫召开的MEDICA会议上也增添了关于POCT的技术报告和现场演示报告。

POCT概念及技术在2004年首次引入中国,人民卫生出版社第五版诊断教材实验部分第一次收录POCT的概念。中国医院协会临床检验管理专业委员会于2006年10月在北京成立床旁检测技术分会,首届分会主任委员为首都医科大学附属北京天坛医院实验诊断中心康熙雄教授,委员由全国知名检验、急诊、内科等相关领域专家和国内外POCT专业厂家技术专员组成。2007年由中华医学会、中华医学会检验分会、《中华检验医学杂志》编辑委员会共同主办的首届中国POCT高峰论坛在上海召开。2012年由检验专家审阅的《POCT临床应用建议》在《中华检验医学杂志》发布。2013年10月,国家质量监督检验总局和国家标准化管理委员会发布了《GB/T29790-2013现场快速检测质量和能力的要求》。

2014年6月的POCT年会上,正式成立了中国医学装备协会现场快速检测装备技术专业委员会(CAME-POCT),著名检验医学专家康熙雄教授当选主任委员。会议通过了《现场快速检测(POCT)院内管理办法建议》草案和《现场快速检测(POCT)专家共识》两个文件,由此中国的POCT检验系统逐渐走向了正轨。

第三节　POCT产业现状及趋势

POCT在医学检验领域可划分为医院内和医院外两部分,其中院内包括ICU、急诊化验室、病房、分科门诊等;院外包括救护车、医师诊所、家庭等。此外,POCT应用范围还包括自然灾害救助、检验检疫、毒品检测、军事领域、反恐怖袭击等领域。

就检测项目来分,POCT主要集中在血糖检测、血气和电解质分析、快速血凝检测、心脏标志物快速诊断、药物滥用筛检、尿液分析、怀孕测试、粪便隐血、血液分析、食品病原体筛查、血红蛋白检测、传染病检测、肿瘤标志物、毒品/酒精等检测。

一、2017 中国 POCT 行业发展综述

2006－2017 年中国医疗器械产业继续保持快速增长态势。生产、销售继续保持较快增长,效益继续增长,出口稳定增长,整体效益情况良好,同比增长高于医药行业平均水平。随着经济的发展、社会的进步和人口整体素质的提高,人们对有关医疗、保健知识的了解及关注程度不断提高,特别是亚健康及慢性病患者需要经常了解身体及疾病进展情况。这些需求促使临床检验仪器、试剂向携带便捷、操作方便、结果"即时即地"可得的所谓 POCT 方向发展。

POCT 是体外诊断医学发展的一种新趋势,是快速的社会运转方式对医学诊断提出的更快捷、更高效的需求,同时急救现场、社区家庭等医院外检验需求也为POCT 的发展带来了很大空间。总之,POCT 作为检验医学中具有革命性的飞速发展领域,越来越受到关注和重视,POCT 技术的发展对检验医学起了很大的推动作用,高质量的仪器和试剂的使用又推动了 POCT 的发展。

我国 POCT 产业的发展开始于 20 世纪 80 年代,经历 20 多年的发展,从无到有,从弱到强,现已具备产业规模发展条件。中国 POCT 产业的增长速度高于发达国家 POCT 产业的增长速度。POCT 产品市场广阔,2017 年我国 POCT 市场约 70 亿元,年增长率为 20% 以上。中国近年来 POCT 产品出口量增长也极为迅猛,正日益成为国际 POCT 市场的重要角色。

新医改的实施更促进了 POCT 的发展。随着社会健康教育的普及和大众健康知识的提高,POCT 的应用定位又发生了深刻的变化:从原来医师护士应用的实验扩展为全民健康保健、疾病预防监控中应用。因此综观我国 POCT 的发展,品质化、临床化、社区化、民用化是未来中国特色 POCT 产业发展的 4 个新趋势。

近年来,医疗模式与健康理念的转变、科学技术的快速发展强力推动了 POCT 的发展。POCT 弥补了传统临床实验室流程烦琐不能实施床旁检测的缺点,实现了仪器小型化、操作程序简便化、检测现场实时化,高度体现了当代科技的信息化。现今,定性检测和定量检测在 POCT 市场上的定位日益清晰,定量产品一般在专业医疗机构应用,而定性 POCT 产品将更多地用于健康保健监测和筛查。随着定量技术的日益普及,定性产品可能会逐渐淡出未来的市场。同时多通道、高通量的仪器拓展了 POCT 的概念,为 POCT 在医疗机构的应用开辟了新方向。分子POCT 技术已逐渐成熟,并开始走向商业化。POCT 检测方法和检测内容已经逐步向各个领域扩展。在临床领域,尤其在急诊和重症医学的医疗护理中,POCT 可缩短诊断时间和治疗过程,实现床旁实时检测,达到快速诊治的目的,缩短患者在诊疗场所的停留时间,提高医疗工作效率和患者满意度。在健康管理领域,POCT

医疗服务的全新理念与远程医疗、可视化医疗等形成有机融合,极大提高了检验应用的信息化,提供了人性化的医疗服务方式,新型医疗服务模式为国家节约医疗服务资源、降低医疗服务成本等起到积极的促进作用。目前,掌上血糖仪的广泛使用是 POCT 技术应用于慢病管理的一个成功典范。在突发公共卫生事件的生物应急领域,POCT 检测已成为传染病突发疫情处置、灾害医学救援、食品安全事故、生物反恐应急、检验检疫、违禁药品筛查,以及野战检验等应急条件下先遣急救者的首选。在我国发生的突发灾害事件中,如汶川、玉树及芦山地震,POCT 发挥了应急检验的重要作用。

2016 年 9 月国务院办公厅印发了《关于推进分级诊疗制度建设的指导意见》,提出建立基层首诊、双向会诊、急慢分治、上下联动的分级诊疗模式,并规划了具体建设的时间节点。业界专家普遍认为,分级诊疗制度推行后,将给 POCT 应用带来发展机遇。随着分级诊疗制度的实施,三级医院将出现患者向下分流,病种数量减少,检验标本数量大幅减少等现象。而 POCT 除在大型医院的急诊科、麻醉科、重症监护病房、心脏介入导管室、神经介入导管室、内科病房、外科病房等科室普遍应用外,在二级以下医院、社区卫生服务站或中心,由于患者及病种的增加,利用 POCT 检测也会明显增加。在家庭和个体化诊疗方面,互联网+,即 POCT+移动医疗在家庭和个体化健康管理、疾病预防控制、慢病管理等方面将会带来井喷式的发展机遇。尽管存在一些不足之处,但 POCT 已成为检验医学中发展最为迅速的领域之一。2014 年中国医学装备协会现场快速检测(POCT)装备技术专业委员会邀请国内专家拟定了《现场快速检测(POCT)在医疗机构(院内)管理建议》和《现场快速检测(POCT)专家共识》,通过对 POCT 临床应用进行规范化管理,将极大地促进 POCT 医学装备合理配置、安全有效利用,充分发挥使用效益,保障医疗卫生事业健康发展。此建议和共识于 2016 年在国际知名刊物《科学》杂志发表,引起世界同行的反响。

我国将更加重视知识产权,加大企业研发投入,构建以企业为主体的"产学研用"创新联盟等,使我国 POCT 整体发展迈出一大步。

二、2017 中国 POCT 市场发展分析

2012—2017 年中国 POCT 复合增长率为 15%～20%,市场主要集中在心脏标志物、感染炎症、特种蛋白、妊娠等领域。其中炎症、心脏标志物、糖化血红蛋白、血气电解质的检测主要是定量检测;传染病、毒品、妊娠等主要是定性检测。

国内 POCT 最主要的细分领域是血糖,血气、电解质,炎症,心脏标志物,传染病,糖化血红蛋白,合计约占整个 POCT 市场 90%的份额。这 6 个主要的细分领域中,技术平台、销售渠道、市场格局、经营状况都差异较大。血气、电解质的检测主要用在各种紧急状态,临床风险极高,对产品要求极高,被进口产品垄断,基于电

化学平台,和其他产品不同。炎症和心脏标志物比较类似,通常以定量半定量方法检测,临床上也有技术成熟的国产产品在使用。传染病主要是定性检测,国内厂家主导地位。这三类方法学类似,国产厂家都以免疫层析技术为基础。糖化血红蛋白国际主流方法是高效液相法,同其他细分市场技术平台不同。

POCT 是高度活跃的体外诊断产品(in vitro diagnostic,IVD)市场,竞争格局不稳定,虽然短期内受中国临床现状和国内公司技术水平的制约,但行业发展和市场前景长期看好。同时 POCT 也是医疗器械进入家用市场的必经途径,潜力巨大。

1. 老龄化刺激医疗需求增长 我国开始步入老龄化社会,预计我国 60 岁以上人口将会在 2020 年达到 2.45 亿人;随着年龄的增长和患病率的增高,医疗、药品、器械整体需求将会持续增长。过去 10 年我国医疗费用复合增长率在 18% 左右,若该趋势持续,到 2020 年卫生支出将超过 9.5 万亿元人民币。

2. 分级诊疗带来医疗器械增量 分级诊疗促使患者分流至基层医疗机构,利好于国产品牌。目前 50% 的公立医院分流 90% 的患者,50% 的民营医院占据 10% 的患者流量。分级诊疗的落地将 20%~30% 的患者流量分至民营医院。未来的就医模式将会根据疾病的严重程度进行分级,合理有效利用有限的医疗资源。三级医院主要提供急危重症和疑难复杂疾病的诊疗服务;城市二级医院主要接收三级医院转诊的急性病恢复期患者、术后恢复期患者及危重症稳定期患者。

对于国内 POCT 行业来说,由于民营医院和基层医院对价格敏感,成本控制严格,而进口品牌无论是巨额研发投入、高昂的人力成本,都给降价带来了极大的成本压力,进口品牌无力在民营和基层医疗机构与国产品牌竞争。

3. 医疗器械诊断的结构性提升 2015 年 5 月 17 日,国务院办公厅发布了《关于城市公立医院综合改革试点的指导意见》,力争到 2017 年试点城市公立医院药占比(不含中药饮片)总体降到 30% 左右。在国家管控药占比的大前提下,检验科收入成为医院盈利的新锐力量,POCT 行业成为一颗璀璨的新星。

4. 国产品牌的重要机遇 2012 年,我国出台《医疗器械科技产业"十二五"专项规划》重点开发一批国产高端医疗器械,形成进口替代,自此拉开我国医疗器械国产化的序幕。2015 年 5 月国务院连续出台的《关于全面推开县级公立医院综合改革的实施意见》《关于城市公立医院综合改革试点的指导意见》两份文件加速医疗设备进口替代进程。自 2014 年国家出台了一系列民族品牌保护政策,要求大型公立医院优先采购国产设备。遴选出一批符合临床需要、产品质量优良、具有市场竞争力和发展潜力的国产医疗设备,形成优秀产品目录,逐步建立国产医疗设备应用科学评估体系。

长久以来,国产品牌的主要战场在二级及以下医院,公立三级医院主要还是进口品牌。终端对价格的不敏感,使得部分已经达到临床要求,甚至性能超出进口品牌的优秀国产品牌始终无法抛去"国产的帽子",缺乏在市场上公平竞争的机会。国家的政策保护,将有利于国产品牌的发展壮大,进一步奠定龙头企业的地位。

5. CFDA加强监管,提高准入门槛　POCT属于医疗器械行业,行政主管部门为国家食品药品监督管理总局(CFDA),主要履行有关医疗器械的产品标准、产品市场准入、生产企业资格、产品临床试验及产品注册等管理职能。国家监管部门自2014年中开始逐步加强对POCT行业的监管。陆续出台一系列相关政策和文件,从研发、生产、注册、临床、流通、销售等各个环节加强监控,整体的势态持收紧趋势,通过严苛的行业准入和运营要求,对POCT行业进行大范围的洗牌,以质量为核心的细分市场龙头厂家将受益于该政策的执行。

第四节　2017中国POCT发展新趋势

国际上POCT技术发展迅速,它是高新技术的缩影,是检测技术的集大成者。在世界范围内,新兴的POCT技术在临床医疗、生物应急、社区医疗乃至家庭慢病管理领域的应用及其管理都有一个发展过程。近10年来,我国在此领域发展迅猛,但仍需要向先进国家学习科学的理念、先进的技术、市场应用管理政策。为推动我国POCT产业的发展,2012年国务院印发关于生物产业发展规划,2011—2013年国家通过863计划,十二五科技项目计划大力支持POCT产业发展,极大地推动了我国POCT产业的迅速崛起。POCT是实现对患者个性化服务的最佳载体,对于未来的检验医学发展将会带来预想不到的推动。

一、品质化和基层化是重要方向

1. 多样化　目前市场上POCT主要应用的技术包括干化学技术、多层涂膜技术、免疫层析与渗滤技术(目前应用最广)、微流控技术、红外和远红外分光光度技术(不需采血可透皮连续监测血红蛋白和血糖等的技术)、选择性电极技术(主要用于检测血气和电解质)、生物传感器与生物芯片、微型显微镜成相模糊识别技术等。测试对象也由生化指标、免疫指标逐步外延到核酸指标,目前市场上已有掌上PCR检测设备与试剂。精确分析是检测技术发展的必然趋势。伴随新材料的不断涌现,并融合精密制造、生物医学、自动控制等多种新技术元素,新一代POCT具有可以和大型检测设备相媲美的精确定量能力,从而迎来了POCT从定性或半定量到精确定量的新时代。以胶体金为示踪物的免疫层析产品是POCT定性技术的成功典范,包括早早孕、检测排卵等相关产品深刻影响了人类社会。在定量领域,包括普通荧光、时间分辨荧光、上转发光和电化学发光在内的多种发光技术为基础的检测试剂和设备已经实现了检测的精确定量。

2. 品质化　从宏观的经济学分析,医改的总目标是解决百姓的基本医疗需求,同时又要控制医疗总费用。检验收费逐步下降也成必然趋势。中国式 POCT 的特色,与西方发达国家的 POCT 市场截然不同。西方发达国家 POCT 市场主要面向私人诊所,通常每天标本量较少,10~20 例居多,由保险公司补贴,因而对于产品价格不敏感。中国 POCT 市场主要分布于各级大中小医院系统,即使最小的社区医院,标本量也大大高于国外私人诊所,特别是新医改启动后,对于产品的价格非常敏感,只有质优价廉的产品才能适应国情。健康保健、疾病监控预防所用的 POCT 产品,大多是医保外民众自费的。要使他们用得起,就要求国内 POCT 厂家必须提供品质高、方便快捷、价廉物美的解决方案,形成真正有核心竞争力的自主品牌,品质化也就成了必经之路。

3. 基层化 POCT 以其方便快捷、针对性强的个性化检验项目,非常适合于基层医疗。可使政府少投资,亦可使民众享受到必要的医学检验。因此,现场快速检测将是未来社区医疗最好的选择。随着人民健康教育的普及和知识的提高,现场快速检测技术将逐步向社区卫生和 OTC 药房推广,并逐渐向家庭病床发展,恰如目前已经非常成熟的血糖检测技术,在发达国家已经普及到 OTC 和家庭,在中国也必将向这个发展方向。POCT 社区化的应用主要反映在社区医疗机构和民众家用的个性化产品两个方面。中国新医改政策,一个重要的导向就是"把医疗卫生资源重心下移",向社区医疗转移。要彻底改变"看病难,看病贵"的现状,国家必须从社区医疗基层着手。POCT 在许多场合可发挥作用,不仅在急诊、急救中应用广泛,甚至也可在家里监测健康状况。

二、行业并购整合是高效方法

另外中国的 POCT 行业集中度低,整体市场份额较为分散,细分领域龙头规模也较小,市场产品同质化严重,并购整合是行业趋势。虽然短期内受中国临床现状和国内公司技术水平的制约,但行业发展和市场前景长期看好。同时 POCT 也是医疗器械进入家用市场的必经途径,潜力巨大。由于技术水平所限,我国医疗器械生产企业大多数集中在中低端市场"血拼",本就不高的产品利润率被进一步压缩。由于不同 POCT 其方法平台差异较大,产业并购将会是快速扩张的高效方法。据统计,大部分的 POCT 生产企业是年收入在一两千万以内的生产技术含量较低的中小企业,年收入过亿的甚少。相比药品市场平均 2.05 亿的企业市场规模来看,POCT 平均市场规模过于分散(器械的未登记个体经营者数量也远多于药品)。随着行业的规范化,并购将成为行业集中度提升的必然趋势,重磅产品的市场份额和盈利能力有望提升。

三、POCT 产品向服务延伸

1. 依托产品向服务转型 临床急诊、疾控应急、灾害救援、食品安全、生物反恐、进出口检疫和违禁药品筛查等对现场检验结果要求快速、准确,以便科学决策、合理处置;另外,医疗模式的转变,个体化医疗和家庭保健模式的发展对POCT技术提出了很高的要求。因此,POCT技术可以满足我们保障社会和经济安全发展、维护人民健康的需求。高科技巨头苹果"产品+服务"的商业模式对未来各行业的发展都具有重大借鉴意义,POCT行业也是一样,未来单纯的生产销售企业将会难以生存,只有不断提供更优质的服务才能继续成长。平台化是重要的行业趋势。以高科技行业为例,苹果、谷歌、阿里巴巴、小米,都是以平台的形式出现。各大"平台"中,有的自身具备生产能力,有的没有,但都具备强大的资源整合能力,以及提供优质服务的能力。

2. 依托设备提供服务 POCT制造企业过去依靠生产销售医疗器械,业务单一,附加值有限。随着我国医疗体系改革的持续推进,政策对各类医疗机构、医疗服务的种种不合理限制逐步取消。制造企业依托自己生产的POCT产品提供服务成为可能,将会有效提高企业经营活动的附加值,多元化发展业务条线。如依托血糖仪构建慢病管理平台,为患者提供长期服务;依托诊断设备建立独立诊断中心、体检中心,缓解医院压力、提高患者就医体验等。

四、POCT 的智能化是未来重要趋势

互联网医疗+智能设备:大数据平台和智能设备将会是未来POCT服务发展的最大方向。医疗器械制造企业拓展医疗信息化、健康大数据、慢病管理平台将是未来大趋势。医疗器械作为采集患者健康数据的第一入口,战略地位显要,能够首先做到入口卡位的企业必将获得先发优势,率先建立服务平台。深度挖掘健康大数据除了能够为"服务"提供支持外,还能引领企业战略布局、指导未来研发方向。互联网特别是移动无线互联技术的发展,给POCT的发展带来了前所未有的机遇。已形成标准体系的大型设备无法走出实验室,无法走进家庭,无法来到患者的身边和事发现场。患者随时可使用POCT检测设备(甚至是可穿戴式)做检查,并将相关数据同步上传至后端诊疗服务云平台,线下医师服务团队通过平台调阅并判读检测数据,帮助患者诊断并提供用药指导和自我健康管理建议。

第五节 POCT 生产企业现况

正如传统体外诊断行业一样,全球POCT市场同样被罗氏公司、雅培制药有限公司、Alere等龙头企业占据,不同的是,源自于国外的POCT产品市场几大巨头目前并没有在POCT所有细分领域都分一杯羹,而是在自己最擅长的领域分别选择POCT中一个或几个细分领域进行深耕,在各自的细分领域市场占据领先地位。比如强生、罗氏在血糖领域占据绝对优势,Alere在血气、传染病和心脏标志物

都有较强的实力,BD 专注于传染病 POCT,而雅培则凭借其多功能的 i-SATA 掌式 POCT 检测分析平台占据了一席之地。

相对于欧美等发达国家的 POCT 产品技术特点,国内 POCT 企业需要具备强大的研发创新能力,不断更新换代,创造出更方便、快捷,准确度更高的 POCT 产品,这也就使得大多数企业仅能专注于一个或几个细分领域。国内主营 POCT 的上市公司不多,有万孚生物技术股份有限公司、三诺生物传感股份有限公司、南京基蛋生物科技股份公司、武汉明德生物科技有限公司、北京热景生物技术有限公司;大多数体外诊断企业刚开始涉足 POCT 领域,比如上海科华生物生物工程股份有限公司、中山大学达安基因股份有限公司、江苏鱼跃医疗设备股份有限公司等;新三板企业中璟泓科技和明德生物专营 POCT;未上市公司中做得比较突出的有上海奥普生物医药有限公司、瑞莱生物工程(深圳)有限公司、中翰盛泰生物技术有限公司、北京倍肯恒业科技发展有限责任公司。

第二章 POCT 相关技术

2009—2016 年国内体外诊断市场规模的复合增速为 16.60%,如果按照诊断试剂原料市场规模占体外诊断试剂市场规模 10% 左右计算,我国诊断试剂原料市场规模约 37 亿元。同时,国家产业政策扶持体外诊断行业,为诊断试剂原料行业发展创造了良好的外部环境。

随着 POCT 产业的自动化迅猛发展,关键技术核心已经成为企业的软实力代表。比如光电探测器和光源在体外诊断的仪器中有着重要的地位,探测器在一个设备中是小小的一块,但却是方法学的核心,探测器的性能对于设备功能的实现、性能的好坏会起到非常关键的作用。POCT 设备一般会对传感器探测下限、信噪比、动态范围、抗干扰性能方面有着很高的要求。光电倍增管模块和光子计数探头作为极微弱光检测器件,正在发挥着不可替代的作用,而闪烁氙灯作为大功率紫外光源,也越来越受到仪器厂商的青睐。不论是哪一个发展方向,或者说不论是哪一个体外诊断的应用,作为核心光电探测器的关键技术供应者来说,除了需要保障的最基本的稳定的供货和产品的性能,以及为客户提供合理的产品解决方案、特色化的定制服务以外,分享更广阔的行业发展视野也是十分重要,而且是必须做到的。

在 POCT 产品中,产学研的项目基金及科研与企业相结合的成功对接推动着国内 POCT 的发展。

第一节 层析技术

一、侧向流层析技术

侧向流免疫层析利用多孔反应膜、抗体(单抗或者多抗)及可见信号的系统进行测试,特点为灵敏性好、可以任意处理、简便快捷。这项技术已经被广泛开展,应用于很多不同的领域,包括食品、测怀孕、心血管疾病、毒品检测、疾病感染及 DNA 检测。目前,侧向流层析技术已经广泛地用于检测不同类型的样本,包括尿液、血液、血浆及唾液等。

1. 模式与特点　基于侧向流层析技术的检测系统主要由两种关键的材料组成:一种是吸收垫(流动的标记颗粒吸附其上),另一种是反应膜(其他重要的组分固定其表面)。通过毛细作用,液体可以穿过这些材料,进行简单的生物免疫反应,产生可见信号。侧向流层析技术的一个主要特征是:通过额外的添加样本进行一步简单的反应获得检测浓度。

(1)模式组成:侧向流层析技术主要由两种模式组成:第一种为夹心法(被检测组分的分子量足够大,两种抗体能够同时结合它);第二种为竞争法(被检测组分的分子量要小,例如半抗原,只能与一种抗体进行结合反应)。

(2)侧向流层析特点:侧向流层析技术之所以能够很好地应用于快速诊断检测,是因为它拥有以下特点:取样简单、结果显而易见、可制造性强、得到结果快速(一般在15min以内)以及成本相对较低。因而,很多公司已经掌握此项技术,并且开发出许多快速、可靠、简单的产品,例如蓝色的怀孕及排卵检测试纸条。

2. 妊娠检测　妊娠测试(如Clearblue牌产品)检测尿液中人绒毛膜促性腺激素(hCG)的含量,是临床上诊断怀孕的精准指标。2008年和2009年,Nepomnaschy和Johnson等报道:在孕妇怀孕早期,hCG的含量能够快速且可预测地升高。1999年,Wilcox等报道:通常,hCG第一次出现在尿液中9~10d后,就会伴随怀孕的到来。这使得hCG成为一种理想的标志物,它能够快速且准确地判断一个妇女是否怀孕。

Clearblue怀孕试纸条是基于侧向流层析技术,它利用两株单克隆抗体特异性地结合hCG抗原。一种单抗固定在硝酸纤维素膜的检测区,另一种经过有色纳米颗粒标记的单抗位于检测区上游部分(结合物释放点处),在层析作用下能自由流动。流动的组分由蓝色乳胶颗粒标记单抗特异性于hCG的α亚基组成。第一批乳胶颗粒用于检测样本中hCG的存在,第二批标记兔IgG的乳胶也存在,它的作用是在检测区的下游形成质控区。当加入样本后,标记的抗体从试纸条的上端流动,与样本混合反应,通过层析作用到达检测区。检测区含有识别hCG的β亚基的单抗,它呈线性固定在反应膜上。如果尿液中含有hCG分子(预示怀孕),它会与抗α亚基的单抗在乳胶微球表面发生结合反应,同时与检测区的抗β亚基的单抗结合,产生蓝色的条带。这就是一个典型的免疫夹心复合反应,检测区条带的亮度与尿液中hCG分子的浓度成正比。当尿液中hCG分子浓度很高时,所有的抗体结合位点都饱和了,此时条带的亮度会达到一个顶点。当它的浓度超过顶点时,双抗体夹心会产生高剂量HOOK效应。超过此点时,条带的强度开始减弱,因为当标记抗体反应复合物到达检测区之前,检测抗体的位点已经被分析物完全占据。同时,条带强度减弱的速率与样本中分析物的浓度成正比(图2-1)。

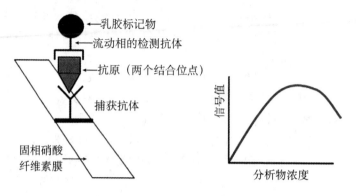

图 2-1　用于检测 hCG 的双抗体夹心反应装置

任何未结合的乳胶和尿液在层析作用下继续沿着试纸条移动,与质控区接触。此区域通常(但不是在所有试剂中)由固定在膜上的一种羊抗兔免疫球蛋白抗体所组成。标记有兔 IgG 的乳胶在这个区域中被捕获,导致在每次测试进行时,在这个质控区都会出现一条蓝色的线,表明样本中是否存在 hCG。这种内置的质控系统向使用者证明测试已经在执行并且在正确地进行着。Clearblue 怀孕试纸条的工作机制见图 2-2。

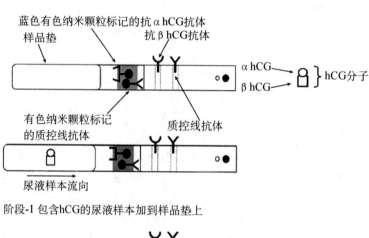

阶段-1 包含hCG的尿液样本加到样品垫上

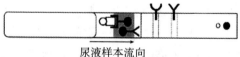

阶段-2 尿液样本由于层析作用流经释放垫时,尿液中的hCG与有色纳米颗粒标记的抗 hCG抗体结合形成有色复合物并沿着试纸条继续向前移动

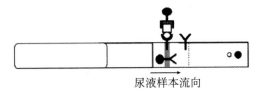

阶段-3 hCG连接到抗hCG抗体使检测线显色，结果为阳性。如果尿液样本中不含hCG（如没怀孕），则检测线不显色，结果为阴性

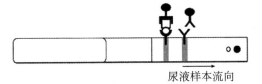

阶段-4 质控线抗体使质控线显色

图 2-2　Clearblue 怀孕试纸条侧向免疫层析的机制

3. 新标记物　然而，类似 hCG 这类商业化的试剂并不能满足实际诊断的需求。例如，基于膜的侧向流层析只能提供定性（"是或否"）或半定量的分析结果。而且，胶体金纳米层析技术只能提供较低的灵敏度。因而，为了提高分析物的性能，研究人员相继开发出新的纳米颗粒标记物，结合读数仪进行定量检测。目前，利用三类纳米粒子，可以有效地提高分析灵敏度和最低检测限（图 2-3）。这三类粒子的类型分别是有色的（如纳米金粒子、碳纳米粒子、二氧化硒纳米粒子）、发光类（如量子点、上转发光粒子、染料掺杂）及磁纳米粒子（表 2-1）。

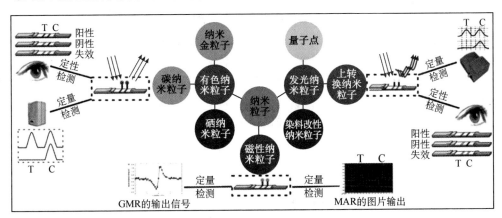

图 2-3　基于纳米颗粒侧向流层析检测的原理图

表 2-1　基于纳米颗粒侧向流层析的应用

纳米粒子	靶向分析物	检测限	检测时间
纳米金粒子	恩诺沙星	0.138 μg/kg	5～10min
纳米金粒子	尼古丁	2ng/ml	15min
纳米金粒子	伏马菌素	120 μg/L	20min
纳米金粒子	克伦特罗	220pg/ml	10min
磁纳米粒子修饰的纳米金粒子	黄曲霉素 B_2	0.9ng/ml	15min
二氧化硅修饰的纳米金粒子	兔免疫球蛋白	0.01ng/ml	20min
纳米金束	黄曲霉素 B_1	0.32pg/ml	15min
纳米金束	大肠埃希菌 O157:H7 型	10^3 CFU/ml	15min
纳米金粒子	鼠免疫球蛋白	100pg/ml	5min
纳米金粒子	肌钙蛋白 I	0.016ng/ml	30min
纳米金粒子	赭曲霉毒素 A	0.9 μg/L	20min
纳米金粒子	艾滋病病毒核糖核酸	1000 copies/ml	20min
纳米金粒子	病毒	2^{-12} diluent	20min
纳米金粒子	大肠埃希菌 O157:H7 型	5×10^3 CFU/ml	20min
纳米金粒子	铅离子	0.19ng/ml	15min
纳米金粒子	肌钙蛋白 I	1 ng/L	10min
	肌红蛋白	1 μg/L	
纳米金粒子	肌钙蛋白 I	0.01ng/ml	10min
纳米金粒子	凝血酶	0.25nmol	15min
纳米金粒子	汞	0.0015 ppb	10min
纳米金粒子	大肠埃希菌 O157:H7 型	1.1×10^3 CFU/ml	15min
纳米金粒子	人免疫球蛋白	200pg/ml	20min
纳米金粒子	脱氧核糖核酸	0.01 pM	30min
纳米金粒子	红细胞生成素	1.2 fM	15min
纳米金粒子	p24 抗原	50pg/ml	40min
纳米金粒子	大肠埃希菌	6×10^4 CFU/ml	40min
纳米金粒子	阪崎肠杆菌	10 cells/10g	10min
纳米金粒子	大肠埃希菌	$10^4\sim 10^5$ CFU/ml	60min
纳米金粒子	噻苯咪唑	0.08ng/ml	10min
纳米金粒子	氯吡脲	89 ng/L	30min
纳米金粒子	胺甲萘	1.5ng/ml	10min
二氧化硅纳米粒子	hCG	50 U/L	5min
二氧化硅纳米粒子	脂蛋白	NR	8～15min

续表

纳米粒子	靶向分析物	检测限	检测时间
二氧化硅纳米粒子	三聚氰胺	$50\sim100\text{mg/L}$	5min
量子点	氯霉素	0.2ng/ml	20min
量子点	硝化血浆铜蓝蛋白	8ng/ml	10min
量子点	赭曲霉毒素 A	1.9ng/ml	10min
量子点	甲胎蛋白	1ng/ml	10min
量子点	磷酸化乙酰胆碱酯酶	4pM	10min
CdSe/ZnS 量子点	hCG	0.5U/L	10min
CdS@ZnS 量子点	3,5,6-trichloropyridinol	1.0ng/ml	15min
量子点	氧氟沙星	0.3ng/ml	10min
	氯霉素	0.12ng/ml	
	链霉素	0.2ng/ml	
量子点	甲胎蛋白	3ng/ml	15min
	癌胚抗原	2ng/ml	
量子珠	前列腺特异性抗原	3.87ng/ml	15min
量子珠	黄曲霉素 B_1	0.42pg/ml	15min
量子珠	玉米烯酮	0.0625ng/ml	10min
量子珠	乙肝表面抗原	75pg/ml	11min
量子点	鸟流感病毒	0.09ng/ml	10min
上转发光粒子	布鲁菌	5×10^6 CFU/ml	15min
NaYF4;Yb3＋,Er3＋上转发光粒子	鼠疫耶尔森菌	10^4 CFU/ml	15min
NaYF4;Yb3＋,Er3＋上转发光粒子	芽孢杆菌、布鲁菌、鼠疫耶尔森菌	10^4 CFU/ml	15min
NaYF4;Yb,Er 上转发光粒子	弧菌	10^2 CFU/ml	15min
上转发光粒子	裂体吸虫属	0.5pg CAA/ml	$30\sim60$min
上转发光粒子	白介素 10	100pg/ml	15min
上转发光粒子	英利希单抗	$0.17\,\mu\text{g/ml}$	20min
上转发光粒子	hCG	100pg/ml	15min
上转发光粒子	芽孢杆菌	10^3 cells/ml	NR
上转发光粒子	人乳头瘤病毒 16	1fmol	30min
上转发光粒子	艾氏石	0.1fmol	45min
上转发光粒子	药物滥用	10ng/ml	10min
	大肠埃希菌 O157:H7 型	10^3 org/ml	

续表

纳米粒子	靶向分析物	检测限	检测时间
掺杂 Eu 的纳米粒子	嗜酸性粒细胞蛋白质 X	3.36 μg/L	NR
	人中性白细胞弹性蛋白酶	2.05 μg/L	
掺杂 Eu 的纳米粒子	C 反应蛋白	0.2ng/ml	15min
邻三联苯连接铕的二氧化硅纳米粒子	克伦特罗	0.037ng/ml	10min
铕粒子螯合物掺杂的二氧化硅纳米粒子	乙肝表面抗原	0.03 μg/L	30min
铕粒子螯合物掺杂的二氧化硅纳米粒子	氯霉素	0.25ng/ml	30min
铕粒子螯合物掺杂的二氧化硅纳米粒子	泛菌属	103 CFU/ml	20min
三联吡啶钌掺杂的二氧化硅纳米粒子	恩诺沙星	0.02ng/ml	20min
三联吡啶钌掺杂的二氧化硅纳米粒子	沙丁胺醇	0.43ng/ml	15min
荧光素掺杂的聚苯乙烯微球	大肠埃希菌 O157：H7 型	10⁴CFU/ml	10min
荧光素掺杂的聚苯乙烯微球	黄曲霉素 B₁	2.5 μg/L	10min
荧光素掺杂的聚苯乙烯微球	伏马菌素	0.12ng/ml	20min
荧光素掺杂的聚苯乙烯微球	4(5)甲基咪唑	0.18mg/L	15min
荧光素掺杂的聚苯乙烯微球	洁霉素	0.69ng/ml	18min
铕粒子螯合物掺杂的聚苯乙烯微球	前列腺特异性抗原生物素化牛血清	0.07ng/ml	30min
	白蛋白	0.02ng/ml	
铕粒子螯合物掺杂的聚苯乙烯微球	赭曲霉毒素 A	1.0 μg/kg	8min
铕粒子螯合物掺杂的聚苯乙烯微球	T-2 毒素	0.09 ng/g	12min
磁微粒	hCG	5.5ng/ml	<1min
磁微粒	免疫球蛋白和干扰素	12pg/ml	15min
磁微粒	肌钙蛋白 I	0.01ng/ml	30min
磁微粒	hCG	1U/L	20min
磁微粒	原肌球蛋白	12.4ng/ml	25min
磁微粒	小清蛋白	0.046 μg/ml	20min
磁微粒	艾滋病毒 p24 抗原	30pg/ml	40min

续表

纳米粒子	靶向分析物	检测限	检测时间
磁微粒	芽孢杆菌	400 spores	30min
磁微粒	芽孢杆菌	500~700 spores	20min
磁微粒	脱氧核糖核酸	4pM	3min
有机纳米粒子	鼠免疫球蛋白	1.25 μg/L	20min

注:NR,Not Reported

二、新型免疫层析检测技术

(一)有机荧光染料免疫层析检测技术

有机荧光染料是指能吸收外界激发光,使基态电子跃迁至激发态,当激发态电子跃迁回基态时,能量以光子的形式释放出来,从而产生荧光的一类有机小分子。从染料结构上分有异硫氰酸荧光素、荧烷衍生物类(包括罗丹明类)、1,8-萘酰亚胺类、香豆素类、三芳-甲烷类、偶氮类、蒽醌类、二苯乙烯类、萘二甲酸衍生物、苯并蒽酮衍生物等。

赖卫华课题组以异硫氰酸荧光素为标记物建立免疫层析法检测大肠埃希菌O157:H7,灵敏度比传统的胶体金免疫层析法提高了8倍,CV值降低了4倍。

Jung-Hwan Cho等建立了一种同时检测心肌肌钙蛋白Ⅰ、肌酸激酶MB异构体和肌红蛋白三种急性心肌梗死标志物的免疫层析方法。其将3种标志物对应的抗体用荧光染料标记,在硝酸纤维素膜上预喷涂三条检测线分别对应3种标志物,基于双抗夹心原理分别识别对应的疾病标志物,达到同时检测3种目标物的目的。同时该方法增加了一层洗涤层,利用横向流动洗涤方法达到去除人血清的背景干扰目的,提高灵敏度的同时提高准确度,其与仪器检测的契合度大于98%。

一般有机荧光染料常被介质包覆成微球应用于POCT领域中。有机染料分子易被光漂白或降解,介质外壳可以提供有效保护;单个有机染料分子荧光较弱,多个分子包覆成微球可以大大提高荧光强度;包覆介质还可为抗体等相应识别单元提供修饰位点等。

Ja-an Annie Ho等建立了一种基于脂质体荧光微球的免疫层析方法检测沙门菌。其利用脂质体将甲基蓝包覆,制备脂质体荧光微球,以此作为载体与抗沙门菌抗体和生物素偶联;并在硝酸纤维素膜上预喷抗沙门菌多抗和抗生物素抗体,分别作为抗原结合区域和生物素结合区域;通过读取抗原结合区域的灰度来判断沙门菌的浓度。其最低检测限可以达到 4.2×10^4 CFU/ml。

（二）量子点免疫层析检测技术

量子点是一种三维尺寸都不大于其对应半导体材料的激子玻尔半径2倍的半导体材料。其一般为球形或类球形,直径常在2～20nm。常见的量子点由Ⅳ、Ⅱ-Ⅵ、Ⅳ-Ⅵ或Ⅲ-Ⅴ元素组成。量子点的激发光波长范围较宽,而发射光的波长范围很窄,其发射光的波长可由合成的材料尺寸进行调控。常用的有碳量子点、硒化镉量子点等。

Changhua Zhou 等制备了一种尺寸可控的水溶性硒化镉/硫化锌量子点微球,并将其应用于体内 hCG 抗原的检测。其利用油酸作为疏水封端剂,聚马来酸酐作为壳层并提供大量羧基暴露在外,形成亲水层及为抗体生物修饰提供条件。将此材料结合抗体应用在免疫层析方法快速灵敏地检测 hCG,其灵敏度可达 0.5U/L。

一般地,合成的量子点为疏水性的外层,且具有一定的毒性,不利于直接地生物偶联。并且由于单个量子点荧光强度低,通常将量子点装载于大的载体形成量子点微球加以利用。

赖卫华课题组采用量子微球作为标记物建立免疫层析方法检测黄曲霉毒素M1,方法的线性范围为100～1000pg/ml,检测灵敏度为93pg/ml,检测结果和确证的液质法一致。

Jiao Hu 等建立了一种基于量子点微球的快速定量检测 C 反应蛋白的免疫层析方法。其将硒化镉/硫化锌量子点用 Pst-AAm-COOH 微球装载[单个微球可装载(332±8)个量子点],通过微球的羧基修饰相应抗体,达到高灵敏检测 C 反应蛋白的目的。其灵敏度可达 27.8 pM。

（三）时间分辨荧光免疫层析检测技术

时间分辨荧光材料一般以镧系元素及其螯合剂为主要成分,相比常规荧光物质具有较长荧光寿命。其一般具有较大的斯托克位移,较长的荧光寿命,故而可以减弱背景的干扰。

Xiangyang Shao 等建立了一种基于时间分辨免疫荧光分析的快速灵敏检测前降钙素的免疫层析方法。在该工作中,笔者以羧基化的三价螯合铕作为时间分辨材料的核心,通过经典的 EDC/NHSS 介导法偶联修饰相应抗体,应用于快速简便的免疫层析法中,得到较高的灵敏度提升。该法检测限可达 0.08ng/ml。

Etvi Juntunen 等分析比较了时间分辨荧光微球与传统胶体金在免疫层析分析方法中的性能优劣。笔者分别以生物素修饰的牛血清白蛋白和前列腺特异性抗原作为目标物质,建立两种模型分别比较两种材料制备的探针性能。经过比较,时间分辨荧光微球相比于胶体金,其灵敏度分别提高至 7 倍和 300 倍。

赖卫华课题组系统地研究了时间分辨荧光微球、异硫氰酸荧光素、量子点和胶体金为标记物的免疫层析方法。当采用竞争抑制法检测莱克多巴胺时,4 种免疫层析方法在猪尿样本中的检测限分别为 7.2pg/ml、14.7pg/ml、23.6pg/ml 和 40.1pg/ml,其中时间分辨荧光微球免疫层析法的灵敏度是最高的。在定量检测猪尿样本中莱克多巴胺时,时间分辨荧光微球免疫层析法具有较宽的线性范围为 5～2500pg/ml,同时具有良好的相关系数($R2=0.980\ 3$)。时间分辨荧光微球免疫层析试纸条与其他 3 种免疫层析试纸条相比,需要的抗体、检测抗原最少,并且所需检测时间最短。

(四)化学发光免疫层析检测技术

化学发光是化学反应中的光辐射现象,是将化学能转换为光能的过程,最经典的化学发光反应为鲁米诺反应。鲁米诺是一种发光氨,其可以被过氧化氢降解的活性氧所氧化,放出蓝绿色的光。

Jie Wang 等建立了一种基于化学免疫发光分析的纸基微流控方法。该方法通过整合时间控制器,可同时快速检测多个癌症标志物。笔者以癌胚抗原为分析目标物,以化学发光作为信号输出,得到的检测线性范围为 0.1～80ng/ml,所需检测时间为 16min。

(五)金属模拟酶免疫层析检测技术

金属模拟酶是一类具有天然酶的活性,但结构比蛋白质简单的催化剂。

Ze Wu 等制备了一种铂-金核壳纳米粒子,并设计了一款低耗的便携设备,用以分别检测前列腺特异性抗原和癌胚抗原。其利用铂-金纳米粒子的过氧化物酶活性,催化过氧化氢降解产生氧气来产生压力,输出信号。该方法检测前列腺特异性抗原的线性范围为 0.02～2.5ng/ml,检测限为 0.017ng/ml;检测癌胚抗原的线性范围为 0.063～16ng/ml,检测限为 0.044ng/ml。

(六)超顺磁免疫富集及免疫层析检测技术

超顺磁纳米材料是一类粒径小于临界尺寸(20nm)时具有单畴结构的铁磁物质,在外加磁场中矫顽力为零,而表现出超顺磁性。超顺磁纳米材料的尺寸及表面性质可通过聚合物或二氧化硅包覆调控,其在水相中分散性良好,且易于被生物活性物质(如抗体、DNA 等)修饰。近年来,超顺磁纳米材料已引起广泛关注并被应用于免疫层析平台。基于超顺磁纳米材料的免疫层析方法主要有两种形式:

1. 基于超顺磁纳米材料的样品前处理方法　生物样本含有的脂肪、蛋白质、多糖、矿物元素和色素等成分,不仅会影响免疫反应而且会导致明显的背景干扰,严重影响了免疫层析方法的灵敏度,限制了其在实际检测中的应用。为了克服由基质干扰带来的灵敏度瓶颈,基于超顺磁纳米材料的免疫磁分离方法被引入免疫层析平台,用于样品前处理。超顺磁性纳米材料具有良好的磁响应性能,能快速地响应外加磁场,从而高效地富集、纯化目标物。免疫磁分离方法的应用避免了复杂生物基质带来的干扰,同时大幅浓缩目标物,有效提高了免疫层析方法的灵敏度。崔希等建立了基于免疫磁分离的胶体金免疫层析方法检测生牛肉中的大肠埃希菌O157:H7,检测限为 7.6×10^3 CFU/ml,较传统胶体金免疫层析方法灵敏度提高了10倍;接种量为 10 CFU/g 的生牛肉,仅需 6h 即可检出阳性信号,大大减少了增菌时间。

传统的免疫超顺磁纳米材料通过简单的化学共价偶联法制备,偶联后的抗体活性结构域构象不能完全舒展甚至被严重破坏,进而导致了免疫磁分离方法抗体消耗量大、提取效率不高、效果不稳定等严重问题,限制了该项技术的推广使用。山珊等采用链霉亲和素-生物素体系介导超顺磁纳米材料与抗体制备免疫超顺磁纳米材料,较之于传统的刚性偶联方案,相同捕获效率下抗体使用量可降低 20～30 倍,超顺磁性纳米材料用量可降低 1 倍。该方法能高效、柔性偶联,解决了免疫磁分离技术领域抗体及磁性纳米材料用量大的共性问题,为行业上活性生物分子与纳米材料的偶联提供了参考。

免疫磁分离对免疫层析方法灵敏度的提高主要来源于对目标物的浓缩。常规免疫磁分离方法对目标物的浓缩倍数为 10 倍,而毛燕等建立了基于超顺磁的大体系免疫磁分离技术。10 ml 的单增李斯特菌液被浓缩为 0.1 ml,浓缩倍数达到 100 倍。大体系免疫磁分离技术较传统免疫磁分离技术对目标物的浓缩能力提高了10 倍,但超顺磁纳米材料和抗体的消耗量也相应提高,导致了较高的分离成本。罗丹等建立了两步免疫磁分离方法,生物素化的抗体首先与目标物结合,随后加入链霉亲和素化的超顺磁纳米材料进行磁分离。以该方法分离目标物,抗体的用量减少了 14 倍,大体系磁分离成本显著降低,为免疫磁分离提供了一种新的模式与思路。

2. 基于超顺磁纳米材料的免疫层析方法　超顺磁纳米材料同时具有优良的光学和磁性能,是一种优秀的双信号免疫层析探针。超顺磁纳米材料在可见光全波段上有较强的吸收,表现出了很强的消光能力,因此少量的超顺磁纳米材料聚集即可被观察或检测到,是一种理想的胶体金纳米材料替代品。另一方面,超顺磁纳米材料能快速响应外加磁场而产生相应的磁信号(如感应磁场、巨磁阻抗等)。由于一般的生物样品几乎不表现出任何磁性,因此基于磁信号的检测背景值极低,样品无须经过复杂处理即可被应用于免疫层析检测,且灵敏度较高。

刘春艳等以超顺磁纳米材料作为光信号探针建立了免疫层析方法检测甲基对氧磷,灵敏度达到了 1.7ng/ml。刘道峰等也基于该策略建立了猪霍乱沙门菌的检测方法,但其创新地采用了竞争模式,检测限为 1.2×10^7 CFU/ml。黄艳梅等构建了基于超顺磁纳米材料的集免疫磁富集和免疫层析于一体的快速检测方法,经过免疫磁分离富集得到的目标物-免疫超顺磁纳米材料复合物不需要做进一步处理,直接被用于免疫层析试纸条检测。在该方法中超顺磁纳米材料不仅作为免疫磁分离的载体,同时也作为免疫层析的信号探针。基于该方法检测生乳中的黄曲霉毒素 M1,检出限为 0.1 μg/L。

为了进一步提高以超顺磁纳米材料作为光信号探针的免疫层析方法的灵敏度,贵金属磁性复合纳米材料被引入了免疫层析平台。由于贵金属纳米材料,如金、银纳米材料等,具有极高的摩尔消光系数,以贵金属纳米材料修饰磁性复合纳米材料,既保留了超顺磁性又提高了其摩尔消光系数,以此作为免疫层析的光信号输出探针,可以极大地提高灵敏度。夏诗琪等基于金磁纳米复合材料构建了集免疫磁富集和免疫层析于一体的快速检测方法,检测生牛奶中的沙门菌,检测限为 5×10^5 CFU/ml。值得注意的是,以贵金属修饰的超顺磁性纳米材料同时也继承了贵金属纳米材料的过氧化物酶活性,因此可以通过催化 TMB 显色放大信号获得更高的灵敏度。Kim 等制备了一种铂修饰的四氧化三铁复合纳米材料,并将其应用于免疫层析方法检测 hCG。在复合纳米材料模拟酶的放大作用下,灵敏度有了 100 倍的提升。

主流的免疫层析方法是根据 T,C 线的光学信号进行定性或者定量检测的,采集到的仅仅是 NC 膜表面 10 μm 厚度的标记物信号,而 10 μm 以下的多达 90% 的标记物光信号无法被采集,这对于检测灵敏度是个极大的损失。另外,以光学信号进行检测,都会由于生物基质的干扰而产生较大的背景信号,降低检测灵敏度。而以磁信号作为检测信号,却能有效规避以上两种缺陷——磁信号检测可以不受膜厚度的影响,全部磁信号都能被检测到;同时,由生物基质带来的背景信号可以被忽略。Xu 等建立了基于超顺磁性纳米材料的免疫层析方法检测人心肌肌钙蛋白I,通过磁信号定量检测,检测限为 0.01ng/ml。Yan 等基于相同的策略建立了副溶血性弧菌的定量检测方法,检测限为 1×10^5 CFU/ml。同时研究表明超顺磁纳米材料的尺寸、形貌和磁性能等对检测方法的灵敏度影响较大。

超顺磁纳米材料因其优异的磁性能和信号指示能力而被广泛应用于免疫层析平台。基于超顺磁纳米材料的免疫磁分离前处理方法,在浓缩目标物的同时摒除了基质效应带来的负面效果,能有效提高免疫层析方法的灵敏度和基质耐受能力;以超顺磁纳米材料作为信号探针的免疫层析方法提供了多种信号输出模式,以光信号和磁信号进行检测均能有效提高灵敏度。基于超顺磁纳米材料的免疫层析方法为免疫层析平台在食品安全检测、环境污染物监测和临床检测等领域的应用提供了新思路,开辟了新途径,是免疫层析平台很有前景的一个发展方法。

三、应用于侧向流层析的便携式读数设备

（一）引言

近年来，侧向流层析技术已经成为一种非常重要的工具，应用于多种诊断领域。最主要的原因是它们的高灵敏度、高特异性以及快速出结果。不同于常规烦琐的样本处理，样本可以直接加入层析试纸条进行反应。侧向流层析技术很容易操作，最重要的是它们不需要设备就能得到结果。因此，它们不仅价格便宜，而且机动性强。然而，正如其他技术一样，侧向流层析技术也有限制因素，缺少重要的元素进一步开发这项技术。这些缺点包括：缺少自动化的文件编制，主观的解释结果会导致大量的假阳性或假阴性结果，缺少精准定量的多项检测能力，手工操作限制其高通量诊断。此外，检测特异性受抗体交叉反应的影响，这限制它们成为好用且稳定的产品。在竞争激烈的市场下，为了克服这些限制，许多公司相继开发出读数设备及新的生物化学技术，目的是与竞争对手进行区分，为顾客提供更高质量、更便捷的产品。事实上，正在或者即将开发基于读数设备的制造商们发现，侧向流层析产品需要一个完整的系统，包括层析试剂条和读数仪。

侧向流层析的客户及使用者反复强调，读数仪的特性对他们很重要，包括简单便于操作、定量读数、数据自动化规范、更高的灵敏度、客观地解释结果、读数仪能用于质量控制、手持式或便携式读数仪、操作稳定、物理特性稳定、结果可读或肉眼可见、可连接电脑/打印机/条形码及其他数据管理系统、测试结果难复制、与临床系统兼容、独立于电脑的读数仪、含批次及定标数据管理系统、低成本或低投入、有特色的外观设计、读数自测或自检、快速读数、无线数据传输或远程传输、兼容客户特殊的试纸条模式、兼容客户特殊的软件应用、兼容不同的测试形式、含多项检测功能及完全定制化等特征。

本章节，我们将探讨便携式侧向流读数仪的发展及它们的有效性及规范性。同时，我们将指出这些设备如何克服目前侧向流层析技术的限制，从而进一步开发这项技术。我们将便携式读数仪定义为体积如笔记本电脑大小，能够随身携带的，重量为1～2kg。对于手持式读数仪，它们可以在一只手上进行操作，拥有合适的体积，重量小于上面提到的便携式读数仪。

（二）读数仪

侧向流层析试纸条技术的发展已经超过30年。令人惊奇的是，商业化的读数仪在近年来才少量出现。可能的原因是：在侧向流层析技术发展的早些年，人们的焦点在低成本和能提供"是或否"的结果上。然而，现在的焦点是开发出一种灵敏度更高且能定量检测的技术。这种技术将侧向流层析技术延伸到一个新的市场和

应用领域。尽管侧向流层析成本低,通过胶体金或乳胶的颜色可以判定结果,但是手工操作的不便及主观的解释往往会产生假阴性或假阳性结果。这种技术的缺陷已经对自动化系统产生特定的需求。然而,这种操作系统并不能满足客户的需求,尤其是在便捷、操作简单、速度快、低成本以及避免耗时的样本处理步骤方面还不如人意。

为了提高侧向流免疫分析的灵敏度,有些公司已经用荧光染料和磁微粒取代胶体金。由于荧光染料不能够直接被肉眼观察,因此,对定量分析读数仪的开发,这些技术立即产生了极大的需求。基于侧向流层析的磁微粒技术亦是如此。

近年来,许多读数仪已经商业化。它们被归类于荧光、磁微粒、比浊读数仪,基于成像系统的负载耦合设备(CCD)和扫描系统也被用于其中。

(三)读数仪系统

1.CCD成像系统　CCD成像系统的优点是:它能提供侧向流层析试纸条的完整图像,类似于客户经常看到的有色试纸条。对于那些试纸条性能不是最优的客户这是非常重要的一个因素。针对这些因素,许多试纸条生产商建议客户放弃分析中产生的检测和质控"错误部分",这些可用CCD成像系统解决。然而,这是一种令人质疑的建议,因为测试中"好的部分"并不能代表整个测试。这些测试应该被判无效。本章节不介绍性能低的测试,而且也不考虑将它们用于读数仪检测。包含化学因素在内的其他因素可能影响试纸条的质量,例如灯光和拍摄因素也应考虑在内。如果拍摄不均一,即使最好的试纸条也会失真。这对于荧光读数尤为重要。CCD成像系统的另一个优点是没有移动的部分。如果读数仪的设计不合理,移动部分可能带来不精确性。此外,CCD成像系统的特点是大、重、贵。这些特征常与真正的便携式读数仪不兼容。

另外,需要记录在CCD成像系统的数据量很大,尤其需要一种合理的解决途径。这会导致系统中存储空间有限,如果升级存储量,价格将很昂贵。在此种情况下,往往需要计算机进行辅助。因此,除非连接PC端,否则大部分成像系统既不便携又不便移动。然而,随着计算机技术的快速发展,小型计算机和笔记本快速更新,部分将被淘汰。基于商业化的小型计算机系统将在几个月后过时,供应商将不会为客户提供同样的设备,除非他们购买高容量的设备,承担不能全部售完的风险,导致整体价格上升。客户在这样的两个方案中不得不接受更新的设备。在规范化的医学诊断市场下,这是一种最糟糕的选择,因为客户为了规范化管理,需要将设备上锁。

CCD成像系统的小型化也有很多限制因素,例如设备的照相需要一个特定的区域捕捉整个试纸条的图像。或许,最需要考虑的是价格与侧向流层析市场是否匹配。CCD成像系统含有很多昂贵的部件,价格对客户不利。一些供应商报给客户较低的设备价格,其他供应商只收取设备的出厂费用,甚至免费提供设备,通过提供快速使用的高利润消耗品回收设备成本。使用较低成本的合金氧化半导体(CMOS)系统可以解决设备的价格和小型化问题,然而,这些系统的性能很差。

2. 扫描系统　扫描系统的优势在于快速扫描,包括计算数据,不需要进行图像软件和过程的处理。设备含有更小的存储体积及更多的扫描存储。这使得测试完全独立于计算机成为可能,并为真正的便携式读数仪提供解决方案。这种简便性也体现在低成本上。而且,客户可以选择将读数仪连接到计算机上,以便获得进一步的数据存储及分析。

扫描系统的缺点是试纸条没有图像可用。另外,数据与客户经常看到的颜色结果不一样。然而,大部分侧向流层析用户不需要图片作为数据输出。他们需要一个定性的结果(以阳性或阴性或无效的形式),或者定量的结果(以数据和单位或者参考值)。这些数据对操作者很有意义。客户仅仅把存储数据作为一种载体。

3. 其他系统　除了CCD成像和扫描设备,目前也有其他可用的设备,例如荧光观测仪。用肉眼不能够直接观察到荧光。因此,它需要照明和过滤装置读取结果。这种设备价格很便宜,用户可以获得灵敏度更高的检测结果。

(四)基于胶体金和荧光标记免疫分析的便携式读数仪

1. 台式侧向流扫描读数仪　德国QIAGEN公司生产的"QIAGEN-Quant"是一种便携式侧向流读数仪,如图2-4a所示。投射到试纸条表面的光斑直径为1.1mm。光源到试纸条表面的距离是6mm,可接收大量光圈。一种简单的LED作为光源。与小型化的光电子核心部分一起,为用户提供一种物美价廉的读数仪。数据的认知速率可达每秒1500个,每次扫描只要需要数秒内完成。这种独立的读数仪能够自动地找到质控线以及多达16条检测线,数据可以存储在仪器内部,不需要连接计算机。QIAGEN-Quant读数仪可在内部显示检测结果,也可通过USB端口连接到任意计算机。它含有条形码识别技术,可连接打印机,无线数据传输,充电器可给内部电源充电(图2-4b)。它还拥有全部曲线的数据存储、峰的强度和区域、峰的位置、峰的比例,应用不同标准曲线计算分析物浓度、背景或基线校准以及进一步数据分析。蓝牙或GSM无线传输数据是一种额外添加的选择,可用来承担内部质量控制。图2-4c为韩国Boditech研发的基于荧光免疫层析的读数仪,可进行心血管、肿瘤、感染等项目的检测。图2-4d为加拿大Response Biomedical研发的一款多通道荧光层析免疫分析仪,可进行心血管、流感等项目的检测。图2-4e为上海奥普生物医药有限公司研发的一款基于荧光的三通道免疫分析仪,同样可进行心血管(proBNP、cTnI、Myo、CKMB、H-FABP)、感染(PCT)、胃癌(PG Ⅰ、PGⅡ)等项目的检测。

2. 手持式侧向流读数仪　基于胶体金标记的手持式侧向流读数仪。它的特

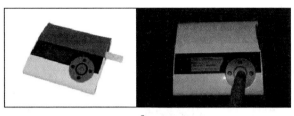

a

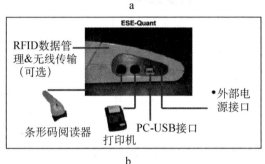

RFID数据管
理&无线传输
（可选）

·外部电
源接口

条形码阅读器
打印机
PC-USB接口

b

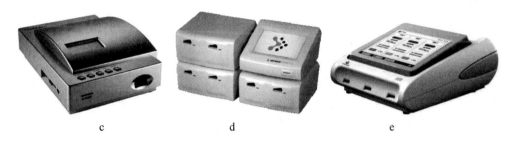

c　　　　　d　　　　　e

图 2-4　便携式读数仪

点是 8～15min 即可得到结果，为全血肝素化样本，有基于图标的用户指南（触摸屏）、自动定标-免维护、实验室关联结果、IT 连接选择及便携式电池操作。能快速方便地检测心脏血液标志物，如肌钙蛋白 T、Ck-MB、肌红蛋白、D-二聚体和 NT-proBNP，为心血管诊疗的临场决策提供支持。可使临床医生更快做出临场决策，缩短医疗管理时间，减少误差风险。

3. 基于磁颗粒分析的读数仪　基于磁颗粒侧向流免疫分析的读数仪与之前介绍的扫描系统很相似。LaBorde 等在文献中综述了这项技术。British Biocell International 公司（英国加的夫，BB International）开发出商业化的读数仪（基于磁颗粒分析）。MICT MAR™（磁颗粒免疫读数仪）是一款手持式读数仪，由 Magna Biosciences/Quantum Design（美国圣地亚哥，CA）制造。MIATek，一款台式读数仪，同样由 Magnisense 公司制造。基于磁颗粒读数仪的最大优势是检测不受样本中杂质的干扰。生物基质一般不含磁颗粒，因而对分析灵敏度会产生最小限度的干扰，样本也不需要预处理。

（五）总结

本节中,我们对商业化的侧向流读数仪进行全面的综述,尤其关注手持式和便携式仪器。我们指出诊断试剂行业的趋势,阐述不同系统的检测问题。详细介绍一些读数仪的例子和特征,其中覆盖了胶体金、荧光、磁颗粒免疫技术。此外,结果表明侧向流免疫分析目前可作为定量、精准、可重复性、高灵敏度的技术应用于POCT领域。

第二节 纳米金免疫渗滤技术

一、渗滤技术的发展

20世纪90年代渗透技术从斑点免疫渗滤试验基础上发展起来,因为这是采用免疫渗滤技术,而且大部分使用胶体金标记物和固相载体相结合的一种新的检测方法,所以又被称为斑点免疫金渗滤法(dot immunogold filtration assay,DIG-FA),该方法被广泛应用于环境保护、食品卫生和临床检验等领域。免疫胶体金技术是20世纪80年代发展起来的一种新型固相标记免疫测定技术。它以纳米级的胶体金为标记物,利用特异性抗原抗体反应,通过有颜色的胶体金颗粒来放大免疫反应系统,使反应结果在固相载体上直接显示出来,用于检测待测样品中的抗原或抗体。免疫胶体金标记技术最初仅用于免疫电镜技术,1971年,Faulk和Taylarn将兔抗沙门菌抗血清与胶体金颗粒结合成金标抗体,用于检测细菌表面抗原的分布,这标志着胶体金作为一种新型的有色标记物应用于免疫学领域的研究。与层析法相比,渗滤法初始的操作方法比较复杂,一个典型的渗滤操作涉及:封闭液、样品、洗涤液、纳米金标记物、洗涤液。烦琐的操作步骤以及工艺的不可控导致渗滤法只能用于定性,但随着检验仪器的发展,技术工艺的改进,流程的优化,渗滤法也可以用于定量的测试。配合专用的仪器,能在1～3min内得到能与国际知名品牌有良好相关性的结果,特别适合急诊,是POCT的典型代表产品。

二、原理与应用

免疫纳米金技术以纳米金作为示踪标记物应用于特异性抗原抗体反应。氯金酸（$HAuCl_4$）水溶液在柠檬酸钠、枸橼酸钠、鞣酸、白磷、抗坏血酸等还原剂的作用下,聚合成特定大小的金颗粒,它带负电且疏水,并且由于静电作用成为一种稳定的胶体状态,用于免疫反应的定量的颗粒需要严格控制颗粒级别以及均匀度,成均相纳米级别,颗粒大小控制在20～80nm,所以又称为纳米金。纳米金以金颗粒为核,表面吸附了 $AuCl_4^-$ 和 H^+ 双离子层。纳米金颗粒在弱碱性环境中带负电荷,可与蛋白质分子的正电荷基团因静电吸附而形成牢固结合,即免疫纳米金。由于这种结合是静电结合,所以不影响蛋白质的生物特性。纳米金标记技术实质上就是蛋白质分子被吸附到纳米金颗粒表面的包被过程。

1. 斑点免疫金渗滤法原理 斑点免疫金渗滤法原理是主要应用微孔滤膜(NC膜)作载体的免疫检测技术,先将抗原或抗体点于 NC 膜上,封闭后加待测样品,洗涤后用胶体金探针检测相应的抗原或抗体。通过金颗粒来放大免疫反应系统,使反应结果在固相载体 NC 膜上显示出来,图 2-5 是以双抗体夹心测抗原的斑点免疫金渗滤法的原理。

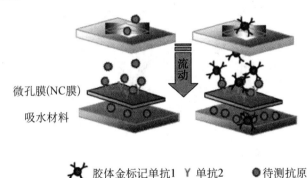

微孔膜(NC膜)
吸水材料

✳ 胶体金标记单抗1 Y 单抗2 ● 待测抗原

图 2-5 斑点免疫金渗滤法的原理

斑点免疫金渗滤法的渗滤装置是试剂的主要成分之一,由塑料小盒、吸水垫料和点加了抗原或抗体的硝酸纤维素膜片三部分组成。塑料小盒可以是多种形状的,盒盖的中央有一直径为 $0.4\sim0.8\mathrm{cm}$ 的小圆孔,盒内垫放吸水材料,硝酸纤维素膜片安放在正对盒的圆孔下,紧密关闭盒盖,使硝酸纤维素膜片贴紧吸水材料。如此即制备成一渗滤装置。塑料小盒最多见的形状是扁平的长方形小板,斑点免疫金渗滤装置如图 2-6。

2. 应用 斑点免疫金渗滤法目前已广泛应用到很多领域,尤其是在医学临床检验中。目前,如 Leuvering 于 1980 年最早报道了用胶体金检测 hCG 的凝集试验,1985 年起有商品试剂盒供应,从此纳米金成为免疫学测定方法研究开发的新热点。1989 年,Spielberg 等通过检测抗 HIV 的斑点免疫金渗滤试验,最初建立了斑点免疫金渗滤法(DIGFA);1996 年,Huang Q 等建立了梅毒筛查的斑点免疫金渗滤法;Zhong JS 和 Han FC 等应用斑点免疫金渗滤法实现了在 3min 内检测 HAV 抗体,且灵敏度和特异性均在 90% 以上;Yang ND 等应用斑点金渗滤法实现急性心肌梗死患者血清中溶血磷脂酸的检测;MansourWA 等将斑点免疫金渗滤技术应用到吸虫病的诊断中;Liu DY 等和 Wang Y 等利用斑点免疫金渗滤技术对肺吸虫感染进行诊断,并进行化疗效果评价,结果表明阳性率为 96.4%,阴性率

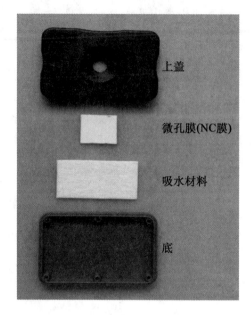

图 2-6　斑点免疫金渗滤装置分解示意图

为 100％,比 DOT-ELISA 法有优势;Liu ZP 等和 Gan,X. X. 等对囊虫病抗体检测的灵敏度达到 90％,特异性达到 95.6％,完全满足检测需要;Ye Y 等利用渗滤法实现快速检测黄曲霉毒素残留。我们以国内具有代表性的,上海奥普生物医药有限公司生产的 C 反应蛋白(CRP)产品及其配套仪器为例,阐述一下纳米金渗滤定量产品的研发和改进历程。

三、第一代产品:金标定量检测仪及其配套 CRP 产品

(一)仪器部分

1. 仪器研发背景　血清免疫学定量检测是临床医生诊断疾病的一种主要辅助手段。20 世纪 90 年代,世界先进国家经努力研制,先后推出了自动生化仪、自动免疫分析仪、特定蛋白测定仪、化学发光仪、磁性分离酶标仪等检测仪器,以实现血清免疫学的定量检测。然而,这些检测仪器体积大,价格高,使用环境要求高,给临床的普遍应用带来了限制与不便。为方便临床检测,20 世纪 90 年代初,斑点免疫金渗滤试验技术开始被广泛采用,然而它的检测结果是通过肉眼判断,只能作出"阴性"或"阳性"的定性判断。为克服这一限制,挪威 Axis-shield 公司率先推出了首台斑点金定量读数仪及其配套试剂,一经推出,市场反馈非常良好,但因为是进口仪器和试剂,价格偏高,见图 2-7。

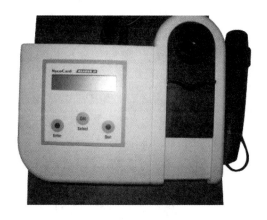

图 2-7　挪威 Axis-shield 公司斑点金定量读数仪

上海奥普生物医药有限公司决定打造一款可替代进口的小型胶体金定量仪器——金标斑点法定量读数仪(Uppergold U2)。

2. **仪器原理**　金标斑点法定量读数仪(Uppergold U2)由 AC/DC 开关电源、光学传感器、微处理器及其外围电路、微型打印机、显示器、键盘、软件等组成(图 2-8);光学传感器系由稳压电源、发光二极管 LED、光电二极管、光敏三极管等组成,它的作用是将光信号变成电信号;发光二极管以特定的波长、稳定的光源产生的光,照射到被检测的样品上,光电二极管接收来自样品的反射光,反射光的强弱和斑点的浓度有关,根据 Kubelkamunk 定理;反射光的光强度有如下关系:

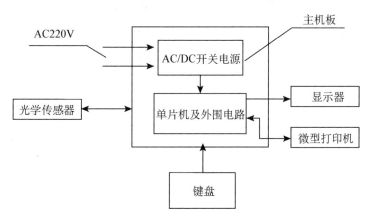

图 2-8　仪器原理图

$$I=(K/S)=(1-R)2/2R \tag{1}$$

式中,I 为反射光强度;K 为光的吸收率;S 为散射光系数;R 为反射光系数。

从式中可知,$I \propto 1/2R$ 成反比,而 R 又与样品颜色深浅有关,故可通过测量反射光的强度可以得知样品颜色的深浅,光电二极管就是把光的强弱变化的物理量变成电量的变换元件,外围电路对光电二极管的输出信号进行处理然后送至计算机。

金标斑点法定量读数仪(Uppergold U2)用于对胶体金法定量试剂盒的快速定量测定。被测定的试剂盒滴定在胶体金上的抗原(抗体)在其与检测样品中的抗体(抗原)发生免疫化学反应的瞬间,同时完成显色反应,显色的深浅与被检测样品的抗体(抗原)的滴度(Titer)有关。通过对显色反应颜色深浅的测量,就可以获得与被检测样品中抗体(抗原)滴度的相关数字量,即通过试剂盒产品的反应结果的斑点颜色深浅进行处理分析,计算标本对应的结果读数,供医生或医技人员据此作出判断。

从仪器角度而言,为提高配套试剂盒检测的精密度,一定要改善光斑中心的定位精度,因此制作了模拟光斑中心的成像测试系统,然后用该系统对仪器进行逐台校正和检验,保证在工艺上将光斑中心定位精度控制住。另外改进了测量帽,使得改进后的测量帽形成圆形直径在 2.3～2.5mm 的光斑,能聚焦于反应板的斑点中心,同时,为配合测量帽的改进,重新设计了反应板的塑料件,使其与测量帽的匹配性更好,同时对塑料件的内部结构也进行了优化,使装配好的反应板的咬合性、水平度达到一致,降低了检测的批间差和批内差。

另外,为了提高仪器的稳定性,改变了一些元器件的装配方式。如之前 LED 采用的是非焊接的插装方式,而此工艺的缺点是支架与 LED 之间的匹配符合程度及氧化程度会影响到仪器的长时间稳定性及牢固度,且特别容易受到外界因素(如装配安装时手法的影响等),因此我们改用直接焊接方式。将输出滤波电容材质由之前电解电容变更为钽电容,以致将运算放大器的输入电阻 R5 的阻值增大 10 倍。这一系列措施都极大地提高了仪器的灵敏度、稳定性和使用寿命。

在金标斑点法定量读数仪(Uppergold U2,图 2-9)注册上市多年后,发现它有一些不完善之处:在显色非常浅的区域内分辨率不足,但是这段区域却具有重要的临床意义,例如早孕的检测,而 U2 在此区间内无法实现定量测读。另外 U2 的操作界面为全英文、外观及操作自动化程度上也都还略显不足。正是基于此,如何克服 U2 的不足,尤其要解决和提高低端分辨率问题,促使奥普公司研制新一代金标数码定量分析仪(Qpad)。

金标斑点法定量读数仪使用传统的单点探测器基于光反射的原理对试剂盒的反应结果进行检测,由于探测器性能较低、光学结构效率不高以及数据处理的算法简单,使得 U2 对试剂盒的测读灵敏度一直处于较低水平,因此,Qpad 仪器采用全新的数字图像处理及 CCD 摄像技术,使用了白光 LED 作为光源、面阵 CCD 相机捕获目标图像、DSP 处理器运行自主设计的图像处理算法、由 LCD 触摸显示屏进行人机交互。

金标数码定量分析仪(图2-10)的工作机制:采用PAL(Phase Alternating Line 逐行倒相)制的YUV颜色编码模式中的Y分量,完整保留图像的所有像素点的灰度值信息的原理:首先分离所有像素点的Y、U、V三个分量,只保留Y分量做后续处理。反应板上斑点的颜色深浅与待测物浓度相对应,随着待测物浓度的增加,斑点的颜色深度(Y分量)将不断加深,用于所摄试剂反应显色斑点和未反应白色区域的对比信息进行图像处理得出检测结果。

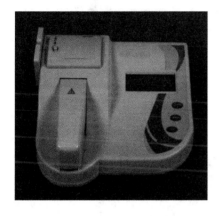

图2-9　金标斑点法定量读数仪

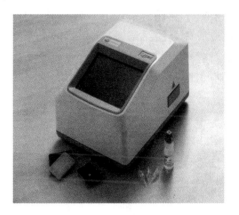

图2-10　金标数码定量分析仪

(二)试剂部分

1. C反应蛋白的临床意义　CRP检查是一种非特异性(不是对某一种特定疾病其值升高)的检查,是急性炎症反应过程中组织破坏的指针。所谓的炎症反应可以是感染性,也可以是非感染性。CRP的临床意义和传统常规项目ESR(红细胞沉降率)相似,但在炎症反应过程中比ESR敏感,干扰CRP结果的因素少,准确性远超过ESR,因此在临床上,CRP已经普遍取代ESR,其结果在很多种感染性疾病、类风湿关节炎、风湿热、系统性红斑性狼疮、结缔组织病、自体免疫性病、慢性肝脏疾病、恶性肿瘤等情况下会呈现显著升高。当然有时候即使以上这些疾病,CRP也并不一定百分之百会有升高反应,这一点跟ESR情况类似,但CRP比ESR具有优势的地方是与ESR不同,CRP不会受到贫血、缺血性心力衰竭、高丙型球蛋白症等疾病的影响,测定操作时更简单,操作干扰也少。另外在评估某一种疾病的病情过程,或者考核治疗效果时(如手术后监护),因CRP对病情的反应比其他检查迅速,常常用来作为评估治疗效果的依据。如大手术后患者CRP必定上升,数天后应大幅回落,很快回到正常范围,如不回落、甚至反而升高,就应提示医生高度关注,内在的术后感染等异常情况必然存在,及时处理与否将危及患者生命。

2. 技术革新　免疫胶体金技术快速又简便,所以广受欢迎,但要测定结果非常准确,样品的介质效应必须去除,这在免疫胶体金定量检测中尤为重要,是发展金标法快速定量检测试剂的前提。特别是对于用于全血检测的 POCT 试剂盒而言,去除介质效应是首先要解决的问题。

试剂盒研发要解决的技术问题是未经处理的样品直接加入容易引起免疫胶体金自凝,导致反应结果背景差、结果不可靠的缺陷。通过选择适当的稀释倍数和稀释液使标记试剂有了良好的、可用于定量检测的稳定性。众所周知免疫胶体金通过电荷平衡保持系统的稳定性,一旦加入血清、血浆或全血介的样品,就会破坏免疫胶体金的系统平衡,严重的会造成肉眼可见的颗粒凝聚。轻度的微量颗粒凝聚,在检测过程中因直径增大而通不过微孔纤维膜,滞留在膜上的红色凝聚颗粒就误报为假阳性的结果。完全克服介质效应对免疫胶体金系统平衡的破坏是本试剂盒研发中要解决的重要技术难点。

本反应原理为固相的双抗体夹心法免疫试验。待测样品经 40～320 倍稀释后与适当比例的液相胶体金混和均匀,样品中的 CRP 专一性地与红色胶体金抗 CRP 单抗缀合物结合,流经本试剂盒的反应板中的硝基纤维素膜时,其中所含的 CRP-抗 CRP 单抗胶体金缀合物能为膜上固定的抗 CRP 单抗特异性地捕获,呈红色斑点(固定在膜上的抗 CRP 单抗与缀合胶体金的抗 CRP 单抗是两株不同的抗 CRP 单抗,有不同的结合位点),斑点红色强度可用仪器定量测试,它与样品中 CRP 浓度成正比。本试剂盒以 CRM 470 国际标准 CRP 为参比,制备仪器内存标准曲线,可快速定全血、血浆血清中的 CRP。

采用样品与胶体金在试管内反应后再加入反应板的斑点渗滤试验操作模式,由于样品与胶体金全面接触,反应充分,因此可大幅度提高反应灵敏度,增加样品稀释倍数,去除样品介质效应,使定量结果有很好的可重复性,而且此方法省略了加样步骤,提高了定量结果的精密度和准确度。

表 2-2　液相反应操作模式与常规金标免疫渗滤法的比较

	常规金标免疫渗滤法	液相反应操作模式
稀释倍数	20～80 倍	40～320 倍
定量结果 CV%(变异系数)	15%～20%	<10%
样品介质不同对结果的影响	不可忽略	可忽略

本试剂盒获得发明专利:一种快速定量检测 C 反应蛋白的胶体金法及其应用,专利号:ZL200710044730.1。研发人员在研发过程中进一步简化了操作步骤,利用合适的装置(一种血液定量采集、转移和稀释的一体化装置,专利号 ZL201120045729.2),使原本常规需要六步的操作简化到了两步,为国内首创。

3. 产业化　从实验室应用于产业化,工艺流程的优化必不可少。

由于原料(硝酸纤维素膜、吸水垫),样本黏度,温度,加样量的偏差等都会引起反应误差,一般的误差 CV 约 15%,误差更大时会达到 20% 以上。现有的控制手段为原料质量控制(硝酸纤维素膜和吸水垫筛选符合定量要求的批号)和工艺优化(硝酸纤维素膜浸泡、喷涂等手段预处理等)。但是现有的技术中,检测结果变异大,只能被动地利用原料筛选和增加预处理工艺来解决这些问题,费时费力,效率低,成本高,还不能完全解决问题。

因此,在胶体金免疫检测反应板上增加 1~2 个质控线或质控点,其中质控线或质控点为含量已知的待检测物标准样品。因为在同一次反应中,检测线(点)显色深浅的变化与质控线(点)显色深浅的变化呈有意义的相关性,利用质控线(点)来校正检测线(点)的偏差,可以有效克服由于原料(硝酸纤维素膜、吸水垫),样本黏度,温度,加样量的偏差等引起的变异。

采用这个方案的优越性为:①检测的质量得到提升。现有的技术中,每人份之间的变异大,平均为 CV<15%,采用本方法后 CV<10%。②产率提高。现有技术只能被动地利用原料筛选和增加预处理工艺来解决这些问题,而且费时费力,效果也不好;运用本发明后大大减轻原料的质量要求和预处理的工艺要求,明显提升生产效率,降低成本,而且质量水平显著提升。

经过校正后,质量提升,对原料选择的要求可以降低,对原料预处理的工序可以大幅简化。这项革新方案获得国家发明专利。

在诊断试剂生产过程中,影响工艺过程的因素有很多,其中点样的质量控制对成品质量的稳定性有着很大影响。一般来说,大部分生物原料为澄清透明的液体,不含异物、浑浊物或沉淀颗粒等,亦不含有其他颜色的杂质,肉眼观察外观应符合原辅料的质量控制标准。

整个点样过程主要包括点样和烘干两个主要步骤。生物原料经点样缓冲液稀释后,经机械点样或人工点样,固定在特殊基质上。从多年的诊断试剂生产经验得知,点样的斑点大小形状、线条的粗细均匀度等均影响最终样品的检测结果。而澄清透明的液体点样烘干后,肉眼无法观察点样的最终形状,一些形状存在明显差异的点样斑点、线条也无法区分,从而导致产品批间、批内 CV 升高。

解决方案是在点样缓冲液中加入一种不与该生物原料反应,且不影响整个测试反应的显色指示剂。该指示剂通过调整该物质的浓度,获得最佳的显色浓度,点样烘干后可清洗辨别点样的形状、大小、均匀度等,该方法可应用到一切包含点样操作的诊断试剂生产中,不受方法学的限制。运用该点样方法,可明显区分在车间操作中的中间品是否进行点样操作,有利于在点样过程中既去除不符合产品标准的中间品,也有利于点样过程中对异常情况的及时发现处理,提高生产效率,降低生产过程中错误率。若将该方法应用到胶体金法、免疫荧光法中,在产品使用过程中可明显区分已使用与未使用的反应板、试纸条,减少实验误差。这项方案已申请国家发明专利。

随着产业化流程的完善和定量技术的逐渐成熟,渗滤法逐渐得到完善和成熟,该技术将具有巨大的发展潜力和应用前景。

四、展　望

随着渗滤法的工艺越来越成熟,产业化的仪器设备对定量也带来了革命性的创新,但在下一代技术在实际研究及应用过程中仍需完善,如提高检测灵敏度,拓宽检测范围;实现半定量或定量检测等。

1. 提高检测灵敏度,拓宽检测范围　提高检测灵敏度的关键是对捕获信号进行放大。大多数检测样品的检测水平可以达到 1.0ng/ml 或更小的量,而许多待分析物对金标记无法达到肉眼视觉的敏感性,为了进一步提高检测灵敏度,拓宽检测范围,放大特异性抗原抗体的反应信号,增强胶体金的显色效果,可采用生物素亲和素系统(BAS)或免疫金银染色法(IGSS)等措施,并结合一些相应的生物传感器、电化学设备来拓宽其检测范围。

2. 进入 iPOCT(intelligent POCT)时代　一台理想的 iPOCT 系统应该具有下列特点:①操作自动化;②友好的操作界面,使用人员不需要复杂的培训即可掌握;③整套设备不显得庞大,便于移动、携带;④精确性、准确性要接近中心实验室的大型设备;⑤在不同的温度条件下,系统具有相当的稳定性;⑥具备各种数据的输入、输出接口,包括打印、RS232 接口等;⑦通过标准接口与中心实验室的信息系统相联系,具有数据交换能力;⑧提供一定的远程控制功能,能够进行 QA 或数据处理。纳米技术和光机电技术的发展明显优化了纳米金渗滤法的工艺及检测技术,随着渗滤法灵敏度和特异度以及批内批间的精密度的显著提高,国内企业与国外企业的差距正在进一步缩小,甚至出现了前者即将取代后者的局面,相信在进入 iPOCT 时代后,国内有扎实研发基础的企业必定会拥有庞大的销售和应用市场。

第三节　便携式 POCT 液体生化检测技术

一、体外诊断发展

体外诊断试剂按检测原理分类,主要有生化诊断试剂、免疫诊断试剂、分子诊断试剂、微生物诊断试剂、尿液诊断试剂、凝血类诊断试剂、血液学和流式细胞诊断试剂等。其中生化、免疫、分子诊断试剂为我国诊断试剂主要的三大类品种。生化诊断试剂是通过各种生物化学反应或免疫反应测定体内生化指标的试剂,主要用于配合手工、半自动、全自动生化分析仪等仪器进行检测,测定酶类、糖类、脂类、蛋白和非蛋白氮类、无机元素类、肝功能等指标。生化诊断试剂作为体外诊断试剂中最常规的经典检测项目,其在整个体外诊断试剂中占三成左右的份额,发展历史也最为悠久,其发展历史大体可分为四代:

1. 第一代产品为 20 世纪四五十年代的自行配制的简单试剂。在这一时期,基本上无此类商品,各医院、实验室通常使用最简单而原始的生化检测方法,能开展的检测项目十分有限,无法统一标准,准确性较差。

2. 第二代产品为 20 世纪五六十年代的组合生化试剂。这一时期的生化试剂盒内有多个容器,并将某一种生化试剂的不同组分分开包装,使用前再临时配制在一起。由于受技术的限制,试剂的稳定性很差,大多数制品在 4℃ 时仅能保存几天。

3. 第三代产品为 20 世纪七八十年代的干粉型生化试剂。从 70 年代开始就采用冻干技术或干粉混合技术生产干粉型的生化试剂,其最大的优点是可以较长时期的保存。但这种试剂也有许多其自身的缺点,主要是不能抗干扰、瓶间误差大、复溶时对水质和加入量要求很高;一旦复溶后保存期短、稳定性差,因而常常易造成浪费。

4. 第四代产品为 20 世纪 90 年代以后的全液体型生化试剂。现已成为生化诊断试剂的主要存在形式,国内外代表厂家有罗氏诊断、德赛诊断、科华生物、迈克生物等,其优势主要体现如下:①不需复溶,避免复溶所带来的外源性干扰。干粉、片剂型等生化试剂均需要蒸馏水复溶后方可应用,水质的好坏直接影响复溶试剂的稳定性,如水中含有金属离子,就会引起酶的失活;水中含有氨就会直接影响尿素和血氨的测定;水的 pH 过低,就会影响试剂的 pH 的改变等。②准确性高。消除了样品的内源性干扰,在终点法测试中,能消除样品空白(脂浊、溶血、黄疸等干扰物质),比色杯等因素的影响,提高了测定的准确性。③精密性:组分高度均一,避免了瓶间差,提高了测定的重复性。④方便性:不需复溶,使用方便。⑤经济性:按需取量,避免了浪费,降低了测定使用成本。

二、生化分析仪

两者的发展相辅相成,密不可分。生化分析仪属于临床诊断分析仪范畴,主要是为各级医院的检验医学提供临床生物化学、临床血液学、临床免疫学等多方面的检验项目,为医师在疾病的诊断、治疗、预防中提供重要的科学依据。

在各级医院的检验医学中最基本和必备的诊断分析仪器就是生化分析仪。在过去的几十年里,生化分析仪的发展可分为三代,第一代产品为分光光度计,手工操作,步骤烦琐,且准确度差。第二代产品为半自动生化分析仪,其在分析过程中的部分操作(如加样、保温、吸入比色、结果记录等步骤)需要手工完成,而另一部分操作则可由仪器自动完成。这类仪器的特点是体积小,结构简单,灵活性大,即可分开单独使用,又可与其他仪器配合使用,价格便宜。第三代产品为全自动生化分析仪,从加样至出结果的全过程完全由仪器自动完成。操作者只需把样品放在分析仪的特定位置上,选用程序开动仪器即可等取检验报告。全自动生化分析仪根据仪器的结构原理不同,可分为连续流动式(管道式)、分立式、分离式和干片式四类。

近年来,在全自动生化分析仪的基础上,其发展趋势正迈向两个极端,一是向大型化、模块化、开放式、合理化、智能化、组合化、网络化方向发展,二是向自动化、小型化、床旁化方向发展。在此背景下,随着科技的大力发展,医疗器械发展可谓神速,每年都会有不少新产品问世,给人类疾病的诊断带来了便利。便携式POCT生化分析仪和全自动特定蛋白分析仪便是近2年的新秀,特别是全自动特定蛋白分析仪,检测原理为免疫比浊法,主要用于全血C反应蛋白(CRP)、降钙素原(PCT)、胱抑素C(Cys-C)、糖化血红蛋白(HbA_{1c})、D-二聚体(D-Dimer)等特定蛋白项目检测,其中血浆蛋白的检测具有十分重要的临床意义。在某些慢性疾病的诊断方面,血浆蛋白的检测仍是最早期的诊断指标,如慢性肾病、糖尿病、风湿性疾病等。接下来在第二节和第三节,我们将从技术和应用两个方面着重介绍生化分析技术在POCT领域的研发和产业化进展。

三、免疫比浊法

近年来,临床化学自动分析法已有长足的进步。除了原先常用的光度分析法更加完善外,各种化学传感器,特别是生物传感器的开发应用,已经改变了传统分析法。由于免疫方法已日益介入临床化学分析,使得临床化学与免疫学的界限已十分模糊。按照传统的观点来看,它们似乎已失去临床化学的特点。但这恰恰反映了当前检验医学的特点之一,即各种技术的相互融合和渗透现象。

1. 特定蛋白分析仪的检测原理　即为免疫比浊法,是抗原抗体结合动态测定方法。其基本原理是:当抗原与抗体在特殊稀释系统中反应,而且比例合适(一般规定抗体过量)时,形成可溶性免疫复合物,在稀释系统中促聚剂(聚乙二醇等)的作用下自液相析出,形成微粒,使反应液出现浊度。这种浊度可用肉眼或仪器测知,并可通过浊度推算出复合物的量,即抗原或抗体的量。当抗体浓度固定时,形成的免疫复合物的量随着检样中抗原量的增加而增加,反应液的浊度也随之增加。通过测定反应液的浊度与一系列标准品对照,即可计算出检样中抗原的含量。它的发展历程包括:早期免疫分析通过观察沉淀物形成,凝集及溶血现象发生来分析,如免疫扩散、免疫电泳、血凝试验、补体结合等。20世纪50年代末60年代初,利用AG-AB复合物形成使浊度改变,再用比浊计来比浊,但因其敏感性差未被接受。70年代初,开始有自动检测系统,但因其用的是激光为光源,固定波长,灵敏度较低,而且时间一般要2~3h,很难满足临床需要。70年代末,速率比浊计的出现,使抗原抗体结合的反应在几十秒内出结果,可以说是免疫化学测定的革命性的发展。随着标记技术的发展,免疫化学纳入临床化学检验范畴。

2. 免疫比浊法的分类

(1)免疫透射比浊法:抗原抗体结合后,形成免疫复合物,在一定时间内复合物聚合出现浊度。当光线通过溶液时,可被免疫复合物吸收。免疫复合物量越多,光线吸收越多。光线被吸收的量在一定范围内与免疫复合物的量成正比。利用比浊计测定光密度值,复合物的含量与光密度值成正比,同样当抗体量一定时,光密度值也与抗原含量成正比。本法较单向琼脂扩散试验和火箭电泳等一般免疫化学定量方法敏感、快速、简便,但要求免疫复合物的数量和分子量达到一定程度,否则就难以测出。

(2)免疫散射比浊法:一定波长的光沿水平轴照射,通过溶液使遇到抗原抗体复合物粒子,光线被粒子颗粒折射,发生偏转,光线偏转的角度与发射光的波长和抗原抗体复合物颗粒大小和多少密切相关。散射光的强度与复合物的含量成正比,即待测抗原越多,形成的复合物也越多,散射光也越强。散射光的强度还与各种物理因素,如加入抗原或抗体的时间、光源的强弱和波长、测量角度等密切相关。散射比浊法又分为速率散射比浊法和终点散射比浊法。

(3)胶乳增强免疫比浊法:胶乳增强免疫比浊法也分胶乳增强免疫透射比浊和胶乳增强免疫散射比浊,是将待测物质相对应的抗体包被在一定粒径的胶乳颗粒上,使抗原抗体结合物的体积增大,光通过之后,透射光和散射光的强度变化更为显著,从而提高试验的敏感性。比浊仪测量由于反射、吸收或散射引起的入射光衰减,其读数以吸光度 A 表示。A 反映了入射光与透射光的比率。散射比浊仪测定是测量入射光遇到质点(复合物)后呈一定角度散射的光量,该散射光经放大后以散射值表示。

经典的比浊试验有 4 个缺点无法克服,即操作烦琐、敏感度低(10～100 μg/ml)、时间长和难以自动化。根据抗原与抗体能在液体内快速结合的原理,20 世纪70 年代出现了微量免疫沉淀测定法,即胶乳增强免疫透射比浊法(PETIA)和免疫散射比浊法(PENIA)。这 2 种技术现皆已应用于特定蛋白分析仪。

四、胶乳增强免疫比浊法

1. 抗体/抗原的固相化原理　在胶乳增强免疫比浊法中,把抗体/抗原固定在聚苯乙烯微球表面,当可溶性抗原与固相化抗体特异结合,两者比例合适时,在特殊的缓冲液中它们快速形成一定大小的抗原抗体复合物,使反应液体出现浊度(图2-11)。利用现代光学测量仪器对浊度进行测定从而检测抗原含量。

2. 胶乳增强免疫比浊法关键技术

(1)抗体的选择:可用的抗体有多克隆抗体、混合单克隆抗体和单克隆抗体,三

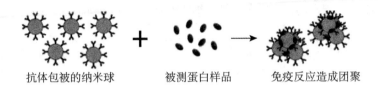

抗体包被的纳米球　　　被测蛋白样品　　　免疫反应造成团聚

图2-11　胶乳增强免疫比浊法反应（引自 Bangslabs. Working with Microspheres,TechNote,201)

类抗体各有其优缺点,具体详见表2-3。

表2-3　抗体的选择

	多克隆抗体	单克隆抗体	混合单克隆抗体
反应强度	极好	抗体依赖性（极差到极好）	极好
特异性	一般良好	极好,但有些会出现交叉分反应	极好,避免使用有交叉反应的抗体
优点	稳定、多价反应	特异,供应不受限制	稳定,多价反应。特异,供应不受限制
缺点	本底不易清除	需对抗原有高亲和力	供应不普遍

　　多克隆抗体是最常用的抗体。通常多抗含有与抗原不同表位结合的位点,故与抗原有较高的亲和性。抗体吸附在固相载体上,由于有一种以上的抗体与抗原结合,故可形成稳定的多价抗体抗原聚苯乙烯复合物。

　　虽然在 PETIA 中可形成稳定的多价抗体抗原聚苯乙烯复合物,但是多重反应导致形成大分子复合物,更易捕捉和结合非特异性蛋白,其他类型抗体相比多克隆抗体存在本底高的现象。

　　单克隆抗体应用到 PETIA 最大的优点就是特异性,因为单克隆抗体只与抗原的一个表位结合,故而特异性较高。此外,与抗原与单抗形成的复合物通常不是多聚体,比与多克隆抗体形成的复合物小,非特异性吸附较少,本底较清楚。

　　虽然单抗可解决多抗存在的一些问题,但也会遇到其他问题,最大问题就是亲和力。由于聚苯乙烯微球抗体复合物与抗原的结合通过单一的抗原抗体的相互作用（多聚抗原除外）,因此抗体对抗原的亲和力是关键问题。亲和力小于 10^8 mol/L 的抗体很难用于 PETIA,因此不是所有的单抗都能用于 PETIA。单抗的第二个问题是可能和其他多肽产生交叉反应。因为一个抗原表位可能是比较小的蛋白结构,仅有 4~5 个氨基酸组成,极有可能和其他多肽有相同的表位。

在 PETIA 中使用混合的单克隆抗体具有单克隆抗体和多克隆抗体的优点：单克隆抗体的特异性和多克隆抗体形成稳定的多价复合物，因此混合的单抗是多数 PEITA 最佳的抗体选择。

（2）胶乳颗粒的选择：选择一种大小适中、均匀一致的胶乳颗粒吸附或交联抗体后，当遇到相应抗原时，则发生聚集。抗体交联乳胶颗粒后可相应地提高灵敏度。目前在 PETIA 中常选择聚乙烯、聚苯乙烯微球、多聚聚甲基丙烯酸甲酯（PM-MA）微球等。根据吸附策略的不同还可选择物理吸附、共价吸附微球。

根据不同的需求选择不同粒径的乳胶微球，乳胶微球的粒径对实验结果有何重大影响。粒径大小决定乳胶微球的表面积，表面积的大小决定吸附抗体的多少，根据直径的大小可推断出聚苯乙烯微球表面单层抗体的吸附量。

$$S = (6/\rho D)(C) \tag{2}$$

式中，S 为蛋白吸附到乳胶微球表面的单层吸附量；C 为乳胶微球表面吸附蛋白的能；$\rho =$ 乳胶微球的密度，聚苯乙烯密度等于 $1.05\ g/cm^3$；D 为乳胶微球直径。

一般选择粒径较小的乳胶微球，则需要抗体量多，线性和精密度较好。选择粒径大的微球需要抗体量少，线性和精密度较差，相对于小粒径乳胶微球灵敏度较好。

（3）乳胶微球与抗体的交联

1）吸附方式：①物理吸附主要通过抗体和乳胶微球间的疏水作用力对抗体进行可逆性的吸附，这种结合方式操作简单。由于吸附方式的可逆性，对后期抗体乳胶微球复合物的稳定性会有影响。②共价吸附是目前 PETIA 较常用的吸附方式，根据需要已经有不同表面官能团的乳胶微球。在吸附抗体前会对这些官能团进行处理，以提高抗体的交联效率。不同官能团有不同的处理方式，具体见表 2-4。

表 2-4　官能团种类和处理方式

微球表面基团	活化剂	与之反应之基团	生成化学键类型
羧基	EDC	伯氨	酰胺
	EDC/(sulfo)NHS	仲氨	仲胺
	CDI		
	CMPI		
氨基	交联剂	羟基琥珀酰亚胺酯	酰胺
	硼氢化氰	醛基	仲胺或叔胺
		卤乙酰基	
		氯甲基酯	

微球表面基团	活化剂	与之反应之基团	生成化学键类型
酰肼	交联剂	羟基琥珀酰亚胺酯	二酰基肼
	硼氢化氰	醛基	还原型腙
环氧基		氨基	仲胺
		巯基	硫醚
		羟基	醚
醛基	硼氢化氰	酰肼	腙
	苯胺	肼	腙
		氨氧基	肟
巯基	交联剂	马来酰亚胺	硫醚
	四硫磺酸钠	卤乙酰基	硫醚
	4,4'-联吡啶二硫醚	二硫吡啶	二硫化物
		TNB thiol	二硫化物
		环氧基	硫醚
		羟基琥珀酰亚胺酯	硫醚
		乙烯砜	硫醚
羟基	CDI	氨基	胺
	对甲苯磺酰氯	巯基	仲胺
	溴化氰	羟基	硫醚
	DSC		醚
	双环氧基化合物		
金属基	硫醇或二硫醇		
硅羟基	硅烷		

2)缓冲液的选择:交联缓冲液通常选择在抗体 PI 附近,由于抗体有电荷,在 PI 附近时抗体分子内和分子间的静电作用最弱,结构较松散,有利于抗体 Fc 端的暴露,提高抗体与乳胶微球的交联效率。

3)封闭:封闭可以提高抗体乳胶复合物保存的稳定性,也可降低非特异性吸附和抗体乳胶微粒复合物自身的凝聚。常用的封闭蛋白有 BSA、Casein、Pepticase、非离子型表面活性剂、不相关 IgG、明胶、多聚乙二醇、无交叉反应的血清等。

4)抗体交联过程:①被动吸附:用交联缓冲液稀释乳胶微球(表面无修饰官能团)到终浓度 1%(10mg/ml);稀释抗体,抗体使用量根据公式 $S = (6/\rho D)(C)$ 计算;将乳胶微球加入到抗体溶液中,10ml 胶乳中加入 1ml 蛋白溶液,室温搅拌孵育 1~2h;离心或超滤,除去未结合蛋白;将微球蛋白复合物用储存缓冲液溶解。②共价结合:每毫升反应混合物加入以下成分:加入 DIW,定容最终体积为 1ml;0.1ml 10X 的 MES buffer,pH 6.0~6.5(10X 的 buffer 通常用 0.5mol);0.1ml 10% 的微球(终浓度为

1%);0.23ml NHS 水溶液(50mg/ml);11.5mg 一定体积的 19.2mg/ml(100mmol)的 EDAC 水溶液;室温下搅拌反应 15~30min;用 MES buffer 或 DIW 清洗两次;用 DIW 冲悬浮微球到浓度为 1%;同时,用包被 buffer 溶解稀释抗体,buffer 一般为 pH 7~9,50~100mmol。最终的蛋白浓度 1mg/ml;清洗完微球后,立即加入一定体积的抗体溶液。注意:此处给出的例子,微球浓度和蛋白浓度和 buffer 分别为 0.5%(W/V),0.5mg/ml,25~50mmol;室温下搅拌孵育 2h;每 ml 反应液中加入 2.5ml 乙醇胺,室温搅拌孵育 10~30min;storage buffer 清洗两次。

(4)影响胶乳增强免疫比浊试剂性能的主要因素

1)包被胶乳微粒的抗原或抗体对测定的敏感性和特异性有直接影响。不纯的抗原或抗体将导致带现象,线性范围狭窄和非特异性反应。因此采用单克隆抗体和亲和层析技术纯化抗原或抗体是提高免疫胶乳特异性。

2)免疫乳胶的制备工艺对检测反应会有影响,不同浓度的 EDC、不同 pH、不同盐离子的缓冲液等因素都会对检测结果有影响。例如不合理的乳胶包被工艺可能导致假阳性,适当调整胶乳制备工艺会消除假阳性。

3)由于测定用的波长与粒径大小有关,因此粒径的均一性是影响测定精度的一个重要因素。要合成胶乳时应严格控制各种理化条件,使合成的粒径精确地控制在 0.1~0.2 μm,并具有稳定的化学性能。

4)电解质(离子强度):抗原与抗体发生特异性结合后,虽由亲水胶体变为疏水胶体,若溶液中无电解质参加,仍不出现可见反应。为了促使沉淀物或凝集物的形成,常用 0.85%氯化钠或各种缓冲液作为抗原及抗体的稀释液。由于氯化钠在水溶液中解离成 Na^+ 和 Cl^-,可分别中和胶体粒子上的电荷,使胶体粒子的电势下降。当电势降至临界电势(12~15mV)以下时,则能促使抗原抗体复合物从溶液中析出,形成可见的沉淀物或凝集物。

5)酸碱度(pH):抗原抗体反应必须在合适的 pH 环境中进行。蛋白质具有两性电离性质,因此每种蛋白质都有固定的等电点。抗原抗体反应一般在 pH 为 6~8 时进行。pH 过高或过低都将影响抗原与抗体的理化性质,例如,pH 达到或接近抗原的等电点时,即使无相应抗体存在,也会引起颗粒性抗原非特异性的凝集,造成假阳性反应。

6)在一定范围内,温度升高可加速分子运动,抗原与抗体碰撞机会增多,使反应加速。但若温度高于 56℃时,可导致已结合的抗原抗体再解离,甚至变性或破坏;在40℃时,结合速度慢,但结合牢固,更易于观察。常用的抗原抗体反应温度为 37℃。

7)适当振荡也可促进抗原抗体分子的接触,加速反应。

五、便携式 POCT 应用

便携式 POCT 生化分析仪和特定蛋白分析仪作为基于大型生化分析仪原理设计开发的 POCT 床旁检测系统,根据方法学的不同,可以分为散射比浊法和透射比浊法;根据自动化程度不同,可以分为半自动分析仪和全自动分析仪。接下来我们将依据自动化程度分别介绍国内外市场上产品。

(一)半自动分析系统

爱尔兰欧迪诊断 Audit Diagnostics 是欧洲知名的体外诊断产品制造商,是欧洲最早通过 ISO 9001 和 13485 的医疗器械公司之一。POCT 和生化试剂以稳定效期长著称,产品通过欧盟 CE 认证。其产品 Liqui-Stat® 立可得便携式 POCT 快速生化分析仪是一台可用于现场患者生化指标现场快速检测的仪器,使用者只需向预置试剂的专利比色杯内加样即可自动检测(图 2-12)。Liqui-Stat® 可检测近百种临床指标,从常规项目到特种蛋白、CRP、HbA_{1c} 等,平均 2~3min 一个结果,配有微型光栅、内置条码阅读器、打印机、触摸屏。适用于小型实验室,非专业人员也能操作。也适用于社区医院、移动实验室等,有效提高诊疗效率,是即时诊断的好帮手。

其他如国内的半自动特定蛋白仪产品,如上海奥普的 F1(图 2-13),此类产品与其他 POCT 产品相比具有以下特点:①IC 卡内保存定标曲线和项目检测方法,用户无须再做定标;②试剂盒测量杯中已经预装试剂,节省操作步骤;③标本类型:静脉全血、末梢血、血浆、血清、尿液等;④一步法检测,省时、省力、省耗材。

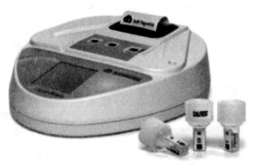
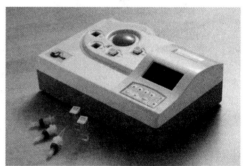

图 2-12　Audit Diagnostics 公司 Liqui-Stat® 立可得便携式 POCT 快速生化分析仪　　　　图 2-13　上海奥普 F1 特定蛋白分析仪

(二)全自动分析系统

贝克曼库尔特 IMMAGE 800 特定蛋白分析仪(图 2-14),采用速率散射法,检测效率高、精度高、项目覆盖范围广、操作简易。其创新之处包括:散射法和透射法的组合应用提供了最佳方法学分别检测大中小分子,极大地扩展检测菜单;内置多点定标曲线,单点校正定标,定标效期长达 30d,同批号免定标,大幅度减少定标液用量。缺点是无法处理全血样本。类似的产品还包括西门子的 BNⅡ(图 2-15),采用预先反应程序来加强防止抗原过剩的干扰。此类特定蛋白仪更适应大型实验室的需要。

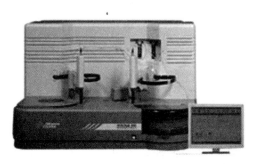

图 2-14　贝克曼库尔特 IMMAGE 800 特定蛋白分析仪

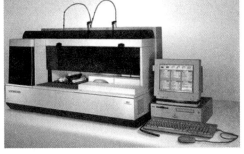

图 2-15　西门子 BN Ⅱ 特定蛋白分析仪

其他国内的全自动特定蛋白分析仪产品如上海奥普的 OTTOMAN（图 2-16）。国内全自动特定蛋白分析仪产品特点如下：①方法学：胶乳增强透射比浊法或散射比浊法；②检测速度：最高速度 240 T/h；③样本类型：末梢血、静脉血、血清、血浆、尿液、稀释血；④操作简易：原始管上样、连续上样；⑤功能强大：可开展多项目组合测试，如 CRP、SAA 联检。

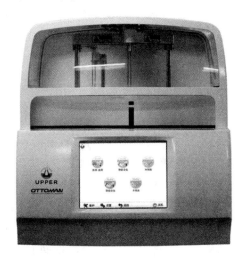

图 2-16　上海奥普 OTTOMAN 特定蛋白分析仪

（三）举例介绍特定蛋白分析仪上开展的项目

感染性疾病是临床的常见病、多发病，主要由细菌、病毒及真菌等入侵体内引起的炎性反应，多数伴有发热症状。细菌、病毒和真菌等病原体及其产物所引起的感染性疾病，迄今仍然是人类死亡和致残的主要原因之一，威胁着人类的身体健康，因此对感染性疾病的检测对疾病的治疗有重要意义。病原体检测是感染性疾病诊断的金标准，但耗时时间长。对于不同病原体感染的患者，其治疗方法也截然不同，故需要寻找有效的实验方法诊断感染性疾病并对感染类型加以鉴别。有学者提出血清降钙素原（PCT）、C反应蛋白（CRP）、血清淀粉样蛋白A（SAA）浓度的联合检测检测，有文献表明这三者在细菌性感染和病毒性感染时期浓度出现不同程度的变化。

近年来，随着肾脏病的基础研究、肾活检和临床治疗手段的发展，我们对许多肾病的发生机制和疾病转归有了进一步了解，肾脏疾病的检测项目、检测方法都有了很大的进步，为各种原因引起的早期肾损伤、某些遗传性肾脏病等肾病检出和治疗监测及预后，提供了更多的辅助手段。肾小球、近端肾小管的损伤，可以通过联检肾脏指标，如尿微量白蛋白ALB、视黄醇结合蛋白RBP、胱抑素C（CysC）等进行分辨排除。目前肾脏指标的免疫浊度测定技术已得到很好的推广，散射比浊法灵敏度高、精密度好，透射比浊法具有速度快、成本低，适用于临床批量检测。

风湿性关节炎是一种以关节滑膜炎为特征的、慢性全身性自身免疫疾病。类风湿因子RF是抗变形IgG的抗体，是引起该病关节损伤及全身改变的关键因素。2010年美国风湿病协会重新定义了类风湿关节炎诊断标准，将类风湿因子RF、抗环瓜氨酸肽抗体CCP阴阳性列为主要的评判指标。临床上类似的检测指标还有抗链球菌溶血素O等。市场上测定风湿性指标的方法有乳胶凝集试验、溶血抑制法、免疫比浊法、ELISA法等。胶乳凝集法方法简单、便于在基层医院推广，但其假阳性较高；而免疫比浊法的敏感性、特异性、重复性和检测速度均高于其他，可以有效地降低假阳性、非特异性凝集等，免疫比浊法是目前应用最广泛的方法。

D-二聚体检测的临床应用可分成两大类：一是与静脉血栓栓塞症相关的疾病如急性肺栓塞、深静脉血栓、脑静脉血栓等；二是肺静脉血栓栓塞症，如急性主动脉夹层、脑卒中、弥散性血管内凝血等。急性肺栓塞、急性主动脉夹层、深静脉血栓形成等，大多起病突然、病情凶险，需要急诊医生快速诊断并及时治疗。D-二聚体的检测方法有多种，如胶乳凝集法、酶联免疫吸附、全血凝集法、胶乳增强免疫比浊法等，由于胶乳凝集法和全血凝集法敏感度太低，2008年欧洲心脏病协会制定的急性肺栓塞指南指出这两种方法仅用于排除低度可能性患者。目前检验科应用最广泛的进口试剂盒，如日本积水、美国沃芬等均采用免疫浊度法，比浊法的重复性均高于其他方法学，并且比浊法相对其他方法学，检测时间短、操作简便、便于大型检验科室批量化操作。

　　奥普生物最新推出的 OTTOMAN 特定蛋白现场快速检测分析仪,采用胶乳增强免疫比浊法,用于检测感染性疾病、糖尿病、肾脏疾病、风湿性疾病及血栓病等。该类型试剂盒吸取了传统大型仪器可批量上样、检测速率高的优点,也克服了大型仪器的体积大、占地面积大的缺点,并且增加了多种测试样本类型,可同时测定血清、血浆、全血、尿液,延续了 POCT 仪器单份检测、样本用量少、检测标本种类多、快速简便报告数据的优点,适合不同类型的客户方便操作。

第四节　POCT 分子检测技术

一、概　述

　　分子 POCT 是融合了分子诊断和现场快速检测的新概念。现场快速检测主要是指在实验室以外的现场(包括患者床边、急诊科室、医生诊所、家庭内)实施的快速检测。分子诊断,即针对患者的核酸(DNA,RNA)的突变和量的变化进行检测,发展至今,为了适应现场快速检测的需求,需要一种能整合从样本中提纯核酸并进行扩增,再对扩增的核酸检测和结果分析的新技术和产品。该产品能做到整体封闭的核酸自动化检测,最大限度避免检测中的交叉或携带污染,便于基层医疗机构和现场应用,这就是分子 POCT。分子 POCT 是广义分子诊断中侧重于快速及时检测的部分,但其涉及的基本技术原理、过程与分子诊断相同,不外乎核酸提取、扩增和检测三个主要部分。但是常规的分子诊断耗时耗力,而且往往需要特定的实验室条件、熟练的操作人员进行检测。随着检测技术的发展,即时快速的核酸检测技术,也就是分子 POCT,应运而生。该领域技术的发展,依赖于核酸等温扩增技术、生物芯片技术、微流控技术、纸基材料等技术工艺的发展。本书将简要陈述上述技术工艺在分子 POCT 领域的运用和发展。

二、核酸等温扩增技术

　　等温扩增技术(isothermal amplification technology)是核酸体外扩增技术,其反应过程始终维持在恒定的温度下,简单、快速、特异性强。由于不依赖任何专门的仪器设备实现现场高通量快速检测,在临床诊断和现场快速诊断中显示了其良好的发展前景。在等温扩增技术中,目前环介导等温扩增已在一定范围内得到了广泛应用,其他一些新发展起来的等温扩增技术,如链替代等温扩增、滚环等温扩增、依赖解旋酶等温扩增、依赖核酸序列等温扩增和单引物等温扩增检测放大等多种技术,也在不断发展与完善之中。如图 2-17,OptiGene 开发一款可以利用核酸等温扩增进行实时定量荧光 PCR 检测的产品,大大提高了检测的速度和便捷度。

GenieⅡ是开放的检测平台,应用"等温扩增技术"原理,结合荧光检测技术,可用于各类等温扩增反应在分子水平基础上检测细菌、病毒等微生物。功能强大、操作灵活的检测系统,使 DNA、RNA 的等温扩增实验在紧凑、便携模式下完成。运用特殊设计的反应管、高效的检测试剂结合 GenieⅡ设备,提高了检测速度,简化了实验操作,为核酸检测提供了完整的解决方案。为了更好地利用并发展这些技术,本节就上述等温扩增技术的原理、特点及其在疾病检测中的应用进行简要阐述。

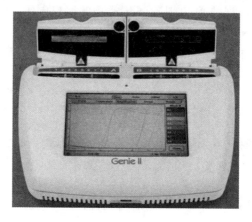

图 2-17　GenieⅡ一款利用核酸等温扩增进行实时定量荧光 PCR 检测的分子 POCT 产品

(一)环介导等温扩增技术

环介导等温扩增技术是 2000 年日本研究人员 Notomi 等在 Nucleic Acids Res 杂志上公开的一种新的基因诊断技术,他们发明了这种新型体外等温扩增特异性核酸片段的技术。该技术主要利用两对特殊设计的引物和具有链置换活性的 DNA 聚合酶,使反应中在模板两端引物结合处循环出现环状单链结构,从而保证引物可以在等温条件下顺利与模板结合,并进行链置换扩增反应。该技术已成功地应用于 SARS、禽流感、HIV 等疾病的检测中。LAMP 主要是利用 4 种不同的特异性引物识别靶基因的 6 个特定区域,在等温条件下进行扩增反应。基因的扩增和产物的检测可一步完成,可通过扩增产物的有或无来判别所有靶基因序列的检测。利用荧光定量 PCR 仪检测反应的荧光强度或利用核酸扩增过程中产生的焦磷酸镁沉淀反应用浊度仪检测沉淀浊度来判定扩增反应的有无。LAMP 除了具有传统 PCR 的高特异性、高灵敏度外,对仪器设备要求低,一台水浴锅或恒温箱就能实现反应,操作简单,不需要反复升降温,实现了恒温条件下的连续快速扩增。15～60min 可扩增出 10^9～10^{10} 倍靶序列拷贝,得到 500 μg/ml 的目的 DNA。LAMP 通过肉眼观察白色混浊或绿色荧光的生成来判断反应的结果,简便快捷,成本低廉,非常适合基层快速诊断。图 2-18,为一款 TB-LAMP 产品操作流程图,该产品由 Eiken 和 FIND 合作开发,已经在东南亚等发展中国家的 TB 检测中发挥了重大作用。

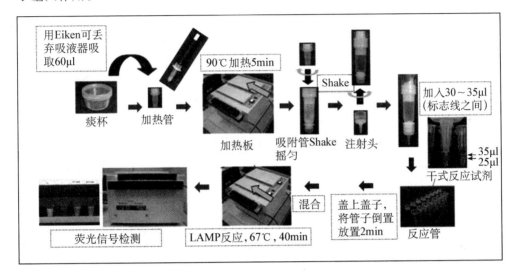

图 2-18　TB-LAMP 产品操作流程图

(二)链替代扩增

链替代扩增最早于 1992 年由 Walker 等建立,链替代扩增反应作为一种等温体外 DNA 扩增方法,主要基于限制酶打开缺口和无外切酶活性的 DNA 聚合酶的聚合替代原理。整个过程由制备单链 DNA 模板、制备两端带酶切位点的目的 DNA 片段、SDA 循环扩增 3 个步骤组成。SDA 的优点是快速、高效、特异且无须专用设备和仪器,目标基因能在 15min 内扩增 $10^9 \sim 10^{10}$ 倍。因此,为保证其高效扩增,靶序列长度不宜超过 200 bp,并且 SDA 所用限制性内切核酸酶的识别序列或残端仍存在于最终产物中,因此使其不能直接用于克隆,在基因工程方面没有优越性。目前,SDA 产物仍需通过特殊的荧光分光光度计进行荧光偏振检测。

(三)滚环扩增技术

滚环扩增技术用于扩增大的环状 DNA 模板,是一种放大信号和靶核酸相结合的检测方法。在具有链置换活性的 DNA 聚合酶作用下由一条引物与环形 DNA 模板的链置换合成,实现体外环状 DNA 模板的等温线性扩增。可分为线性扩增(单引物 RCA)、指数扩增、多引物扩增和信号扩增 RCA。RCA 的高特异性,可以区分单一位点的突变,克服了其他扩增方法中反应物和扩增产物的相互反应和干扰的现象。RCA 中的通用引物可以等效率地扩增多条相依的锁式探针。RCA 可以用来进行载片扩增以及原位扩增,其原理是通过在靶目标上形成闭合的环状序列,将信号集中在一点,RCA 的产物磷酸化后可直接测序,使用两个引物就可实现指数滚环扩增,具有快速、灵敏、特异的特点。

(四)依赖解旋酶 DNA 等温扩增技术

依赖解旋酶 DNA 等温扩增技术(helicase-dependent sothermal DNA amplification,HDA)是美国 NEB 公司于 2004 年发明的一种新型的模拟动物体内 DNA 复制核酸等温扩增技术。该技术在恒温下解旋酶解开 DNA 双链,再由 DNA 单链结合蛋白稳定已解开的单链作为引物模板,然后在 DNA 聚合酶的作用下合成互补的双链,继而不断重复上述循环扩增过程,最终实现靶序列的指数式增长。HDA 通过添加解旋酶及单链结合蛋白在等温条件下实现单链模板的循环产生,克服了传统 PCR 需要依靠仪器反复升降温来获取单链模板的缺点。HDA 可以在 2h 内实现靶序列的 100 万倍特异扩增,如果反应通过实时监测设备检测,30min 内就可以获得结果。DNA 解旋酶的解链能力受限于解旋酶的解链速度和酶的连续性等因素,这种能力的强弱决定了可扩增序列的长度。新型的等温荧光定量核酸扩增分析技术(HDA-Taq Man)检测炭疽杆菌与霍乱弧菌等病原菌。HDA 具有简便、高效、快速的优点,不需复杂的科学仪器,反应在常温下进行,适用于基层,具有广阔的应用前景。

(五)依赖于核酸序列的扩增

依赖于核酸序列的扩增是一项以 RNA 为模板的快速等温扩增技术。由加拿大 Can-gene 公司 1991 年首先发明,又称自主序列复制系统(self-sustained sequence replication,3SR),主要用于 RNA 检测,具有高度敏感性和特异性。NASBA 技术是由 2 个引物介导的、连续均一的特异性体外等温扩增核酸序列的酶促反应。反应主要依赖于 AMV 逆转录酶、RNase H、T7 RNA 聚合酶和 2 个特殊设计的引物。其中引物 1 长度为 45 个碱基左右,3′端约 20 个碱基与靶序列互补,5′端具有被 T7 RNA 聚合酶识别的启动子序列;引物 2 长约 20 个碱基,5′端与靶序列 RNA 相同。快速高效,等温扩增,灵敏度高,忠实性高,不需特殊仪器,不需温度循环。但是扩增长度较短,一般为 100~250 bp。

(六)单引物等温扩增技术

单引物等温扩增技术(SPIA)的核心是一条混合引物及可以切割 DNA/RNA 杂合链中 RNA 部分的 RNA 酶,由 3′端 DNA 部分和 5′端 RNA 部分组成。在反应过程中,RNase H 不断降解引物区 DNA/RNA 双链中的 RNA 部分,暴露出模板上与引物 RNA 部分结合的位点,然后新引物结合上去进行链置换合成,经过

RNA降解、新引物结合、链置换的循环过程，实现模板互补序列的快速扩增。SPIA扩增反应一般在55~65℃进行，全程需要30min，产物为单链cDNA。SPIA扩增具有高忠实性的特点，扩增效率高，SPIA的DNA扩增产物缺少5′端引物区大部分序列，相对应的RNA产物缺少3′端引物区大部分序列，从而有效避免了扩增产物污染的可能性。由于SPIA反应仅需单个引物，减少出现非特异性扩增的可能性，但引物为DNA和RNA组成的混合引物，合成时相对复杂。SPIA已经在SNP检测、基因分型及药物抗性突变检测中得到很好的应用。

三、微流控技术

微流控技术是一种有极大潜力的技术，它能为门诊、急诊室和重症监护病房等地方提供高质量、快速度的诊断设备。不幸的是，这些技术到目前为止仍然是遥不可及，至少在发展中国家，目前还无法普及这样高质量的、有助于疾病诊断的核心技术。以微芯片为基础的设备已被学术、政府、非营利性和商业等机构广泛用于检测一系列多类型的生物体液分析物。此类设备具有测试速度快、敏感性高等优异性能。检测分析物的种类包括蛋白质、核酸、细胞。尽管有许多必不可少的障碍，此类设备的优越性还是被很多人看好，乐观地认为该技术最终将会在发展中国家拯救生命中起到很大的重要作用。如图2-19为科研人员设计的理想的微流控POCT产品概念图，该产品可以利用微流控技术极大地集成诊断的各元件，压缩检测设备体积，提高检测的便易度。

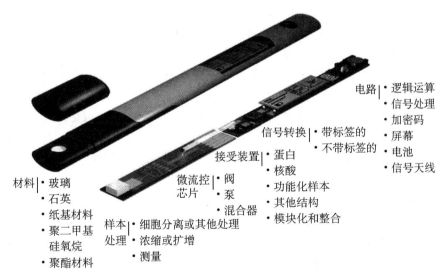

图2-19　微流控POCT产品概念图

诊断测试和系统集成的小型化是一个有界的工程问题,可以利用现有的技术来解决。"制造商运动"的兴起和廉价的电子组件,如微控制器的可用性,DIY 工具,如 3D 打印机和智能手机等消费电子产品,新一代的技术设备可以应对这些在诊断发展过程中的挑战。随着外界对样品检测结果的精度及检测效率要求的提高,业界和科学家们渐渐地把检测方案的技术创新转向微流控设备,旨在利用微流体的高效技术在缩短检测时间的同时,还能提高检测的准确性和敏感性。微流控技术在各方面都体现了其"微"的特性,微流控技术的应用平台通常被设计成小型芯片,既涵盖微流体操作系统又满足实验结果的分析功能。计算机芯片微化了计算程序,而微芯片将使实验室微型化,例如,①在生物医学领域,它不仅可以使珍贵的生物样品和试剂消耗降低到皮升甚至纳升级,而且能够极速提高分析速度并同时降低成本;②使本需要在一个大实验室花大量样品、试剂和很多时间才能完成的分析和合成,可以在一块小至几平方厘米的芯片上花很少量样品和试剂并在很短的时间完成大量实验;③使以前大的分析仪器变成平方厘米尺寸规模的分析仪,将大大节约资源和能源。通过改进新技术,要想使此应用程序的范围扩大,需要解决以下挑战:第一个挑战是与用户的关联性,由于芯片及其组件的尺寸都很小,有必要保护它在特殊环境下操作(例如在尘土飞扬的环境),以及简化用户的使用操作。第二个挑战是取样,使用小体积样品(下降到微升)并允许微创采样(例如,通过刺手指采血),然而,灵敏度是至关重要的,因为只有少量的分析物可供检测。此外,生物样本本身就是一个复杂的基质,在测试过程中可能会呈现出许许多多的问题,如在小型传感器中,其正或负的信号干扰。第三个挑战是成本-效益。复杂的芯片制造过程导致生产成本的增加。最后一个挑战是整合,不同的程序,如来样加工。流体处理和分析物检测,这些程序均集中于一个单一平台,这种能力是基于微芯片 POCT 一个重要优势,但同样也是一个很大的难点,因为个别程序有不兼容的现象。

随着新材料技术的发展和信息化水平的提高,微流控芯片 POCT 仪器在功能深度和应用广度将会有更大的提高。①芯片纸基化:传统的微流控芯片通常采用光刻蚀加工玻璃、硅片、高分子聚合物等基材,制备过程复杂,研发成本高,采用蜡印技术构建微通道的一次性纸基微流控芯片,重量和成本进一步降低,对发展资源匮乏条件下的现场实时诊断具有广阔应用前景。②设备信息化:随着消费电子产品和无线网络技术的迅速普及,为实现微流控芯片 POCT 仪器与家用信息系统联用,以及大数据背景下的远程医疗和个性化服务,提供巨大的机遇与挑战。③产品多样化:通过利用碳纳米管、量子点、金纳米材料等新材料特性,微流控芯片 POCT 仪器的检测诊断对象不同,依据不同检测项目,实现产品多样化。

微流控技术的成功取决于联合、技术和应用,这三个因素是相关的。为形成联合,尝试了所有可能达到一定复杂性水平的应用。从长远且严密的角度来对其进行改进,发现了很多无须经过复杂的集成却有较高使用价值的应用,如机械阀和微电动机械系统(MEMS)。更进一步的产品是可集成样品前处理的基因鉴定,例如基于芯片的链式聚合反应(PCR)。微流控技术在很多方面都比现有的技术有许多明显优势,而且保持巨大的商业潜力,但必须要面对微流控技术在商业化过程中存在的一系列问题。在 DNA 分析中就包括放大、检测、排序、计数、分级和权衡等方面,以及在经常接触的相关领域包括化学、分子生物学、物理学、微米/纳米制造技术,表明 DNA 分析的微流控设备是一个高度边缘学科,对生物学、化学、医学和工程学之间都有持久的影响。

举例来说,PCR 是一种在生物机体外发生的短时间内快速放大的酶促过程。它在不同温度下允许重复步骤(变性、退火和延伸率)创造数百万个 DNA 拷贝之间的循环来完成 DNA 复制。尽管以往普通 PCR 操作简便、快速,但由于其需要很强的支持硬件,仍然阻碍 PCR 达到其全部的潜力。特别是,改善热循环速度、仪器大小和反应体积这些都需要满足才能完成整个过程。笨重的仪器和大型反应体积要求在传统 PCR 过程中配制大型热循环,才能满足其转换速度和反应效率。这些缺点都可以直接通过小型化 PCR 的设备。如图 2-20,科研人员开发一款利用微流控技术进行核酸提取、等温扩增和检测的 POCT 用品。可以通过快速热循环基于微流控技术的 PCR 快速传热,该技术由于小反应质量和高的表面体积比小的反应堆,可以改善这一现象。小长度尺度这一性质也能导致更均匀温度分布,提高产量和 PCR 的完整性。

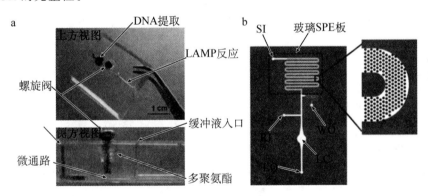

图 2-20 一款整合核酸提取、扩增、检测的 POCT 用品

PCR 设备发展到成为一个一次性的小型化、自给自足的一次性芯片,可以减少交叉污染和降低生物危害风险,这在减少传染病方面是一大优势。在考虑成本和性能的同时,选择衬底材料也需要重点考虑。硅和玻璃基板深受研究者的喜爱,通过微电子领域的常用方法对其精密加工。然而昂贵的材料和制造成本导致该设备一次性使用的可能性很难实现。最近,聚合物材料,如聚二甲基硅氧烷

(PDMS)、有机玻璃(PMMA)和聚碳酸酯(PC)已经更受欢迎,主要是因为它们的材料成本和制造成本更低。特别是 PDMS,鉴于其惰性、无毒属性、改进的光学透明性、热稳定性高、PCR 兼容性,已成为最有前途的衬底。软光刻技术,指的是在微细主模板上一件复制品成型过程,提供了一个简单的、低成本和快速原型的微米尺度流体回路弹性聚合物,如 PDMS,因此已经成为制作微流控 PCR 系统最受欢迎的方法。其他热塑性塑料包括溶胶和 PC,可以通过使用热压花和注射成型技术,或在一个顺序通过使用激光烧蚀过程成批完成制造过程。许多基板焊接技术如胶、热和等离子治疗结合用于制造封闭射流环境。

四、生物芯片技术

生物芯片,又称蛋白芯片或基因芯片,它们是 DNA 杂交探针技术与半导体工业技术相结合的结晶。该技术系指将大量探针分子固定于支持物上后与带荧光标记的 DNA 或其他样品分子(如蛋白等)进行杂交,通过检测每个探针分子的杂交信号强度进而获取样品分子的数量和序列信息。所谓生物芯片一般指高密度固定在互相支持介质上的生物信息分子(如基因片段、DNA 片段或多肽、蛋白质、糖分子、组织等)的微阵列杂交型芯片(micro-arrays),阵列中每个分子的序列及位置都是已知的,并且是预先设定好的序列点阵。微流控芯片(microfluidic chips)和液相生物芯片是比微阵列芯片后发展的生物芯片新技术,生物芯片技术是系统生物技术的基本内容。基因芯片技术就是顺应这一科学发展要求的产物,它的出现为解决此类问题提供了光明的前景。该技术系指将大量(通常每平方厘米点阵密度高于 400)探针分子固定于支持物上后与标记的样品分子进行杂交,通过检测每个探针分子的杂交信号强度进而获取样品分子的数量和序列信息。通俗地说,就是通过微加工技术,将数以万计、乃至百万计的特定序列的 DNA 片段(基因探针),有规律地排列固定于 2 cm^2 的硅片、玻片等支持物上,构成的一个二维 DNA 探针阵列,与计算机的电子芯片十分相似,所以被称为基因芯片。基因芯片主要用于基因检测工作。早在 20 世纪 80 年代,科学家就将短的 DNA 片段固定到支持物上,借助杂交方式进行序列测定。但基因芯片从实验室走向工业化,却是直接得益于探针固相原位合成技术和照相平板印刷技术的有机结合,以及激光共聚焦显微技术的引入。它使得合成、固定高密度的数以万计的探针分子切实可行,而且借助激光共聚焦显微扫描技术使得可以对杂交信号进行实时、灵敏、准确的检测和分析。正如电子管电路向晶体管电路和集成电路发展所经历的那样,核酸杂交技术的集成化也已经和正在使分子生物学技术发生着一场革命。现在全世界已有 10 多家公司专门从事基因芯片的研究和开发工作,且已有较为成型的产品和设备问世。主要代表为美国 Affymetrix 公司,该公司聚集有多位计算机、数学和分子生物学专家,其每年的研究经费在一千万美元以上,且已历时六七年之久,拥有多项专利。产品即将或已有部分投放市场,产生的社会效益和经济效益令人瞩目。基因芯片技术由于同时将大量探针固定于支持物上,所以可以一次性对样品大量序列进行检测和分析,从而解决了传统核酸印迹杂交(Southern Blotting,Northern Blotting 等)技术操作繁杂、自动化程度低、操作序列数量少、检测效率低等不足。而且,通过设计不同的探针阵列、使用特定的分析方法可使该技术具有多种不同的应用价值,如基因表达谱测定、突变检测、多态性分析、基因组文库作图及杂交测序等。

在一个生物体中,生物大分子无时无刻不在发生着一系列的反应。这些大分子之间相互作用,如 DNA、RNA、蛋白质、脂类、糖类和其他物质。理解这些相互作用对疾病诊断和药物研制至关重要。生物传感器也同时促进了 POCT 的快速发展,由微小的芯片来代替以往庞大的仪器组群。POCT 分子诊断系统正在开发中,主要针对几个方面,例如基因检测、药物基因组学和传染病。癌症是目前世界上人类死亡率较高的原因之一。新基因组学作为分子工具被用于改变肿瘤分子,为利用生物芯片提供新的机遇。生物芯片的应用在癌症临床试验有几个潜在的优势,比其他临床分析方法增加了分析的速度和灵活性,多目标分析、诊断检测的自动化、降低成本,能为社区卫生保健系统和缺医少药人群提供潜在的分子诊断检验。因此,生物芯片有为患者提供新的分子诊断策略的巨大潜力。美国食品药品监督管理局定义一个“生物标志物”为“客观地通过一个指示剂来测量和评价正常生物致病过程,或药物治疗干预的反应的全过程。”癌症生物体中标记分子的变化,可以检测到肿瘤、血液、尿液或其他体液的癌症患者。这些生物标志物或“分子签名”可以通过肿瘤本身或身体来应对癌症的存在或修改它们,可能包括 DNA、DNA、RNA、蛋白质或蛋白质的修改或其他生物分子。下面介绍几种生物芯片技术用于分子 POCT 的技术产品。

1. Gene Profiling Array　一个基因分析阵列是由使用空间图案,在小的表面上化学合成包含成千上万的不同寡核苷酸。在这种方法中序列信息被直接使用,设计高密度二维阵列的合成寡核苷酸可用于定量和高度并行测量基因表达,从而发现多态位点和检测出成千上万的选择等位基因的存在。如图 2-21,美国昂飞公司的基因分析阵列 cGMP U133 P2,在一块指甲盖大小的装置中给出了人类基因组蛋白质编码的内容。2004 年,Affymetrix 的仪器和芯片制造设备通过 ISO 认证,其 GeneChip(R) System 3000Dx (GCS 3000Dx)的两代产品于 2004 和 2008 年均通过美国 FDA 和欧盟 CE 认证,成为第一个可以用于体外诊断的基因芯片系统,成为核酸诊断(基因型分析和基因表达分析)的标准平台。Affymetrix GCS 3000Dx v. 2 系统与 Gene Profiling Array cGMP U133 P2,Gene Profiling Reagents,共同构成其临床工具试剂盒,被临床研究者和 Powered by Affymetrix™ 合作者用于研发、商品化及进行诊断检验。这些合作者包括 Almac,Biomerieux,

Epigenomics，IPSOGEN，Medical Prognosis Institute，Pathwork Diagnostics，Roche Diagnostics，Skyline Diagnostics BV，Sysmex Corporation，TessArae，Veridex LLC，Vita Genomics。Gene Profiling Array cGMP U133 P2 是在 cGMP（current Good Manufacturing Processes）标准指导下生产的，遵循质量控制体系的要求（ISO 13485:2003 and FDA 820），目前已有 3000 余篇文献支持，专门为临床诊断检验的研发者而设计。Gene Profiling Reagents 也是在 cGMP 标准下生产的，是全世界首个被 FDA 认证的体外诊断的和 CE 标识的芯片试剂，可分别用于临床诊断检验的研发与商品化。它包括 RNA 质控试剂盒、转录本合成与标记试剂盒、转录本检测试剂盒。

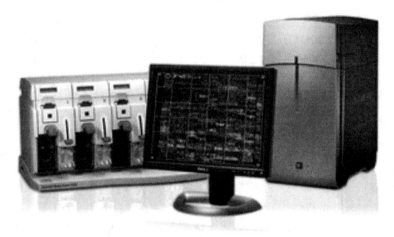

图 2-21　Gene Profiling Array cGMP U133 P2 平台

　　2. Arrayit® H25K　Arrayit® H25K 是基于完全测序人类基因组的唯一基因组芯片。它包含一个完全注释组 25509 个人类基因序列和 795 控制点。H25K 多用长寡核苷酸微阵列允许核型分析、基因表达分析、染色质结构分析蛋白质-DNA 交互研究在基因组范围内。玻璃衬底的幻灯片格式完全兼容所有主要芯片扫描仪品牌包括 ArrayitInnoScan 和聚光灯扫描仪系列。

　　3. AmpliChip CYP450　AmpliChip CYP450（罗氏分子诊断）是结合基因芯片美国昂飞公司 3000 dx 微阵列系统。微阵列芯片（也称为"探针阵列"）包含数以百万计的微小的 DNA 分子，执行和测试使用从患者血液中提取的 DNA。DNA 序列确定基于序列的探针分子 DNA 是最相似的。AmpliChip CYP450 包含超过 15 000 种不同的寡核苷酸探针来分析并放大目标 DNA 样本。

　　生物芯片最初只是作为纳米技术革命的一个补充，在经历了大肆宣传和冷落的不同时期后，最终实现了商业化生产。随着材料科学、微纳米加工技术和微电子学所取得的突破性进展，微流控芯片也得到了迅速发展，但还是远不及"摩尔定律"

所预测的半导体发展速度。原则上,微流控芯片可以用于各个分析领域,如生物医学、新药物的合成与筛选、食品和商品检验、环境监测、刑事科学、军事科学和航天科学等其他重要应用领域,其中生物分析是热点。目前其应用主要集中在核酸分离和定量、DNA 测序、基因突变和基因差异表达分析等。另外,蛋白质的筛分在微流控芯片中也已有报道针对病原微生物基因组的特征性片段、染色体 DNA 的序列多态型基因变异的位点及特征等,设计和选择合适的核酸探针,经 PCR 扩增后检测,就能获得病原微生物种属、亚型、毒力、抗药、致病、同源性、多态型、变异和表达等信息,为疾病的诊断和治疗提供一个很好的切入点。我国在微流控分析方面的研究虽然起步较国外晚了 4～5 年,但在多个相关的学科领域都具有足够的积累与优势,我国具有世界上最大的微流控芯片市场,用中国的芯片产品占领这一市场是我国科学家责无旁贷的使命。

4. DNA hybridization microarray DNA 芯片杂交是一种强大的扩增子序列的分析方法。精密加工技术的进步使得可以将大量的寡核苷酸固定在一个特定的探测器中成为可能,所有在一个预定义的矩阵微芯片中均有目标病原体的 DNA/RNA 互补序列。通过杂交产生荧光模式与标记的 PCR 扩增子可以分析提取序列信息。利用微流控技术,PCR 与生物芯片可以完美结合。例如,生物芯片-PCR 组合设备用于开发艾滋病毒,中文药用植物,和点突变在人类基因组 DNA。

50 年前,微电子技术创造了信息科学的革命性发展,而芯片实验室将在不久的未来,对科学的技术与分析以及相关应用产生至关重要的作用,或将成为人类社会里程碑性的革新。我们知道,计算机芯片微化了计算程序,而芯片实验室将使实验室微型化。例如,在生物医学领域,它不仅可以使珍贵的生物样品和试剂消耗降低到皮升甚至纳升级,而且能够极速提高分析速度并同时降低成本;在合成化学领域,它可以使本需要在一个大实验室花大量样品、试剂和很多时间才能完成的分析和合成,可以在一块小至几平方厘米的芯片上花很少量样品和试剂并在很短的时间完成大量实验;在分析化学领域,它可以使以前大的分析仪器变成平方厘米尺寸规模的分析仪,将大大节约资源和能源。如图 2-22,为 STMicroelectronics 开发的一款整合了微流控、PCR 进行 microarray 检测的分子 POCT 芯片产品,该产品可以便捷地进行疾病检测、药毒分析等多种功能。总而言之,由于芯片实验室排污很少,所以被称作是一种"绿色技术"。

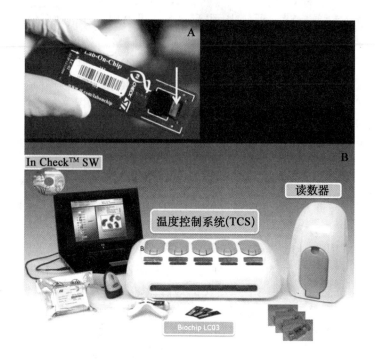

图 2-22 In-Check 微流控 PCR 分子 POCT 芯片平台

五、纸基材料技术

核酸检测（nucleic acid testing，NAT）作为分子诊断技术，其中包括核酸提取、扩增和检测，在快速诊断治疗中发挥着巨大作用。然而，当前流行的技术产品、平台往往需要相对高端的仪器和熟练的操作人员，并且检测费时费力。这些缺点制约了 NAT 的发展和使用，导致迫切需要开发一种快速便携的 NAT 诊断工具。基于纸张的快速检测手段在免疫检测方面已经有了广泛的使用，具有成本-效益和使用简便快速的优点，在 NAT 发展中具有巨大潜力。如果能整合核酸提取、扩增和检测三个步骤，使 NAT 成为一个单一的纸质取样-应答诊断快速医疗诊断产品，在不久的将来必定有巨大的发展前景。如图 2-23，详解了纸基材料在核酸提取、扩增和检测中的应用。最近，一些分子研究已经证实了上述策略的可行性，诸如使用滤纸或快速分析卡技术进行核酸的提取，塑料玻纤管进行核酸扩增，并通过常用的测序层析技术或者基于纸张的微流控手段进行核酸的检测。三个主要步骤整合到一个单一的快速、简便、成本低廉且易于使用的纸质诊断设备是快速检测核酸的一个重要发展方向。

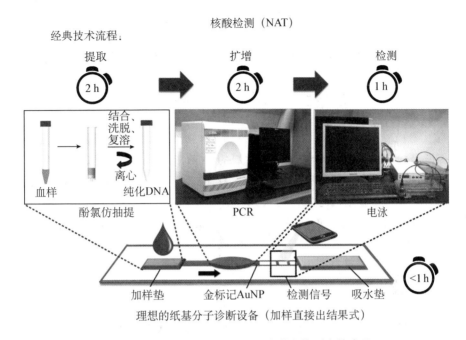

图 2-23　纸基材料在核酸提取、扩增和检测中的应用

(一)用于核酸提取

　　传统的核酸提取技术,都需要漫长的过程、高端装备、专用实验室和技术人员。此后,基于芯片的核酸提取技术已经进入研发使用阶段,例如,基于芯片的固相萃取(solid phase extraction,SPE)、双向电泳分离或等速电泳分离技术,但是,制作和操作过程的简单性不够。考虑到简单性和成本的问题,快速、低成本和简单的核酸提取技术分离成为发展的需求。在核酸提取使用基于纸张的装置的优点:①廉价的材料为核酸提取提供了一个有吸引力的平台,基于纸张的装置的上游模块可以与现有的下游检测模块(如侧向层析技术模块)相结合。②作为纸质材料的一种,纤维素具有多孔结构,可以选择性吸附样品和试剂混合物种的功能性的生物分子(如 DNA 或蛋白质),因此可以被用于核酸提取。③纤维素具有热稳定性(可加热到 300℃),它完全满足核酸提取过程中加热的要求。④除了制造过程简单,其可降解性和易处理性,也使其成为一次性耗材的最佳选择,同时消除了交叉污染的隐患。纸基核酸提取产品新近有了长足的发展。为提升核酸提取的效率和高通量,FTA 卡和 FTA Elute 卡相继出台,FTA 卡进行了化学预处理,用于 DNA 存储和提取。FTA 卡已被广泛用于常规生产核酸样本,如全血、植物细胞、组织培养细胞和微生物。细胞碎片、抑制剂和化学物质可以很容易用洗涤缓冲液洗掉。该 DNA

可以在室温下至少保存 7.5 年。该滤膜可直接加入到管中进一步处理。一项研究表明在微毛细管中使用 FTA 卡进行快捷的 NAT，耗时 1h 以内。随着制造技术的进步，尤其是纸张印刷、折叠和微流控技术的融入，多层的纸基核酸提取技术可以在 30min 内进行核酸的分离。

(二)用于核酸扩增

由于靶核酸在体内的低浓度，现有的技术大多无法直接检测核酸，因此对靶核酸的扩增是检测之前的必要环节。而常规的 PCR 技术虽然可以进行有效、准确的核酸扩增，但是操作的简便程度并没有达到 POCT 的要求。新型液滴数字 PCR (DDPCR)，虽然能够精确地定量靶序列，然而，其成本和检测仪器方面的劣势也大大限制了其在 POCT 领域的应用。为此，近来的努力已证明可以在单一温度下扩增核酸，减轻热循环 PCR 过程对仪器的依赖，各种等温核酸扩增技术应运而生，而玻璃纤维和聚酯膜等纸基材料在等温 PCR 的研发中也有了长足的进展。一项研究报告说，使用玻璃纤维作为核酸扩增的平台。该研究集成了 RPA 技术以及纸基材料技术。扩增时间极短(10～15min)和培养温度(37 ℃)也容易实现和掌控。这些特性进一步降低核酸扩增过程的成本和复杂性。最近的研究表明基于纸张的 HAD 核酸扩增技术也已有了很大的进展。

(三)用于核酸检测

核酸扩增产物需要合适的检测技术进行精确的量化检测。常规检测技术，例如，琼脂糖凝胶电泳，耗时长、需要特定仪器检测、操作烦琐，不适于 POCT。最近，研究人员试图开发纸基的核酸检测设备，例如，利用侧向层析技术快速检测靶核酸。这些技术可以很容易地进行标记物的更换，也可以用于多种生物分子(如蛋白质和 DNA)的检测。此外，该设备可以快速读数(<20min)，这满足 POCT 检测的要求。目前很多上述概念的产品已经商品化，大多使用核酸杂交的原理，检测物通常是单链的，与测试线上的单链捕获探针结合而被识别。而 DNA 扩增的产物往往是双链的(如 PCR、RPA 或 LAMP 产物)，并不能直接进行核酸杂交检测，需要在高温(95 ℃)将双链 DNA 分离成单链，从而允许单链 DNA 与互补的 DNA 探针结合。为解决上述问题，可以先将 DNA 扩增产物进行生物素化、FITC 标记等，然后通过生物素 - 链霉素或抗 FITC 抗体相在测试线检测扩增产物。

六、分子 POCT 的应用和展望

核酸是细胞内遗传信息的载体，在健康和疾病状态的人血清中均有少量存在。这些循环的核酸分子被认为是从死亡的细胞解体后释放出来的。从血液中获得它们的提取物和分析物，提供了一种非入侵的、高度与患者相符合的基因疾病状态的检测方法。现有的检测核酸的方法主要是基于 PCR,限制其只能在实验室使用,而且价格昂贵、操作麻烦。尽管微流控装置提供了快速纯化血液中核酸的机会,以低价、自动化和用户界面友好的方式整合血液前处理和核酸检测于一体,仍是巨大挑战。

1. DNA 的检测　循环 DNA 可能来源于凋亡和坏死的细胞,被认为是多种人类疾病的非入侵的生物标志物,片段大小的分析表明,癌症和产前诊断的 DNA 源的鉴定前景良好。微流控单分子光谱学技术已经直接用于分析血清中生物标志物,这项新技术使对体积<1 pl 的血清中的循环 DNA 进行分析和定量,无须额外的 DNA 分离和酶扩增的步骤。用血清样本鉴定 DNA 突变是治疗癌症另一个重要方面,因为突变能够调控具有靶特异通路生物试剂的有效性。从癌症患者的血清中提取的循环 DNA 通常包含癌症特异性突变。从一个拷贝的循环 DNA 扩增和测序大基因组区域,贴标签的扩增子深入测序(TAm-Seq),该方法已被开发。TAm-Seq 具有高灵敏度和高特异度,当筛选 5995 个核苷酸时,它可检测低达 2% 的突变率。甲基化 DNA 是另一个有前景的早期检测癌症和其他遗传疾病的生物标志物。单个突变和甲基化的联合改变,与特异的癌症有更强的相关性。最近,一种基于水溶性阳离子集合多聚物(CCP)的荧光共振能量转移方法被用来定量。该方法在辨别分析和累积检测中有高的精确度和灵敏度。将来,这个技术可能被用来检测循环 DNA 的甲基化。

2. RNA 分子的检测　miRNA 是小的(～22 核苷酸)调控 RNA 分子,在肿瘤中频繁失调,是癌症分类和凋亡的有前景的候选生物标志物。血液中 miRNA 的高灵敏度的检测面临着挑战。最近,3 种方式的电化学传感器(HPD-SENS)具有低检测限,宽的动态范围,被用来定量检测 miRNA。这种传感器能检测低至 5 aM 的 miRNA,多为 10 aM～ 1 μM 的检测范围。基于纳米技术的方法已经被用来设计检测 miRNA 的高灵敏度生物传感器。DNA 的纳米结构能改善电化学 miRNA 生物传感器(EMRS)的灵敏度,检测 miRNA 的浓度可低至渺摩尔级。另外,基于 α-溶血素蛋白的纳米孔传感器被用来检测肺癌患者血浆样本的 miRNA。这种纳米孔的 miRNA 传感器能定量亚皮摩尔级的癌症相关的 miRNA,并能区分单核苷酸差异。

这些新的诊断技术使用可视的、电的或其他的可读信号,其可重复性和可靠性仍面临巨大挑战,在商品化之前需要进一步优化。每一种技术和方法都有各自的优势和缺陷,核酸 POCT 产品使用方法简单,在美国可能最终会获得 CLIA 豁免,从而可以在更多的医生诊所、基层医疗机构开展,甚至可以作为非处方用检测试剂供个人使用。分子诊断适用于早期筛查、早期诊断、治疗监测、预后评估等生命科学的多个方面,目前主要应用领域有感染性疾病及血液筛查,其中感染性疾病主要包括病毒类感染性疾病,如艾滋病病毒、肝炎病毒、人乳头瘤病毒,非病毒类感染性疾病,如性病、结核病细菌、肺炎细菌等。后续应用主要有产前筛查、肿瘤检验、基因疾病等领域。分子 POCT 可将多步骤的核酸检测方法整合到一个系统,用户只需要将样本加入该系统,余下的步骤全部由系统自动完成,极大地简化了传统的核酸检测。分子 POCT 多采用密闭的、一次性使用的检测卡或管,较好地控制了交叉和携带污染。分子 POCT 在重大疫情的防控和流行病学调查,以及在农业和食品安全领域有很好的应用前景,因为需要在短时间研发出相应的检测试剂。如 H1NQ12009 的暴发,为防止该病毒感染的扩散,美国 IQUUM 公司采用他们的 Liat 技术研发的 H1NQ12009 核酸检测试剂,可以在 20min 内出结果,很快得到美国 FDA 授权用于应急使用。分子 POCT 将核酸检测从专业的实验室解放出来,进入现场快速检测领域,这是核酸检测的一次革命性转变,应用前景广阔。未来 POC 分子诊断的发展将受到资源受限地区需要的驱动而深入发展,如发展中国家,或发达国家的家用,因为在这些地方,医疗诊断器械不足。因此将来,主要的发展方向是价格低廉、可移动的、用户友好的技术。总之,纳米技术和生物技术的发展明显地改善了分子诊断的灵敏度和特异度。然而,这些改善伴随着价格上的牺牲和便携性,因为它们需要劳动密集的样本前处理和可读取结果的复杂的仪器。芯片需有可以高通量、可便携和高度集合为一体的能力,因此,如果能解决样本准备和先进的纳米/生化技术,芯片能满足 POC 分子诊断的需要。同时,使用便宜的材料、少量试剂盒和大量生产以降低设备成本。由于分子诊断行业技术门槛较高,国内的企业较少,主要包括达安基因、科华生物、利德曼等少数企业,与国外企业相比,虽然综合实力仍有一定差距,但这种差距正在逐渐缩小,并且已经逐步出现国内优质分子诊断产品与国外企业同类产品直接竞争,甚至取代国外产品的局面。随着中国经济水平的不断提高,人均可支配收入正稳步增长,为分子诊断行业提供了宝贵的经济支持,伴随着国家政策对医疗改革的大力支持、人们健康意识的提高和保健预防意识逐步提高,分子诊断产品在不久的将来定会蓬勃发展,并将拥有庞大的销售和应用市场。

第五节　生物传感器

生物传感器(biosensor)是利用生物活性物质作为敏感元件选择性地识别和测定各种生物物质及浓度的传感器。其发展历史至今已有 50 余年,关于生物传感器的研究最早可追溯到 1962 年,美国的 Clark 教授在纽约科学院年会上报告了一种三明治夹膜式装置,他将一片葡萄糖氧化酶膜固定在两张塑料透析膜之间,然后一同安装在一个氧电极上定量测试葡萄糖获得成功,Clark 教授称之为"酶电极"。从此生物传感器的研究在全球展开,前后出现了酶传感器、微生物传感器、免疫传感器、DNA 传感器、细胞传感器及组织传感器等。随着生物技术、材料科学、光电子学、计算机等工程技术的发展,生物传感器得到了迅猛发展,并展示出可观前景。目前酶传感器的研究热点方向主要有微阵列生物芯片、新型纳米生物传感器、微流控传感器及智能传感器。由于生物传感器具有特异敏感性高、反应快速、操作简便以及可连续测量等优点,已经被广泛应用于医疗诊断、食品安全和环境监测等多个领域,并且各种商业设备均已面世。在各种应用中,医疗诊断是生物传感器最流行的应用领域,而医疗诊断中现场快速检测是生物传感器应用最多的领域。

对于医学诊断领域,商业上应用最成功的生物传感器莫过于基于安培法的葡萄糖传感器。随着中国分级诊疗的推进和超级细菌威胁日增,POCT 的需求不断增加,全球生物传感器市场正在经历显著增长,根据全球知名市场调研公司 Persistance Market Research(PMR)2014 年发布的报告显示,生物传感器市场在未来 6 年将经历快速增长,2014 年市场市值约 129 亿美元,到 2020 年将达 225 亿美元,复合增长率高达 9.7%,这必将带来生物传感器的又一高速发展期。

本节首先从生物传感器基本组成原理入手,接着对经典的酶生物传感器和免疫传感器进行详细介绍,然后作为传感技术在 POCT 中一个重要的创新应用,对聚偏氟乙烯(Polyvinylidene Fluoride,PVDF)应用于 POCT 设备这两部分进行了详细介绍,并在文末进行了总结。

一、基本原理及特性

1. 基本原理 生物传感器的工作原理如图 2-24 所示,生物传感器通常由一个生物传感元件及与其相连的称为换能器的物理化学传感器组成。生物传感元件又称生物敏感元件,包括酶、抗体、核酸、细胞、组织、受体等生物物质,用于将待测物转换为化学量或者物理量的变化。物理化学传感器又称换能器,用于将生物敏感元件转化得到的化学量或物理量的变化转化为电子计算机可运算的电信号,主要有电极和光纤等。在实际生物传感器的实现过程中,必须将生物传感元件与换能器进行良好耦合,一般可通过脂膜包埋、物理吸收、基质吸附及共价结合等固定化技术实现耦合才能改善其稳定性,具体每种不同类型的传感器以及不同传感器界面材料都可能需要不同的固定化技术。

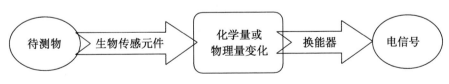

待测物 → 生物传感元件 → 化学量或物理量变化 → 换能器 → 电信号

图 2-24 生物传感器原理

2. 特性 生物传感器的主要特性为较高的特异性和敏感性、较快的反应速度,几乎所有的生物传感器的敏感性和特异性均高于化学传感器。但是由于生物传感器的传感元件是基于生物活性物质的选择性感应,有限时长的活性使得生物传感器必然存在不稳定性,从而影响检测结果的重复性。因此,在生物传感器中如何尽可能长地保持生物活性物质的催化活性非常重要。

二、分　类

根据构成生物传感器的两种主要部分,可将其按照生物传感元件(生物活性物质)或换能器类型进行分类。

按照生物传感元件的不同,可以将生物传感器分为酶传感器、抗体传感器(也称免疫传感器)、核酸传感器(以 DNA 传感器为主)、细胞传感器、组织传感器、受体传感器等不同类型。其中根据生物活性是否为分子级别又可分为生物分子传感器(酶生物传感器、免疫传感器等)和组织细胞传感器(细胞传感器、组织传感器等)等类型。

按照换能器不同即信号转换方式的不同,可将生物传感器分为生物电极传感器、光生物传感器、半导体传感器、压电生物传感器等类型。下面以生物传感器中的酶生物传感器和免疫传感器为例,对其原理和应用进行详细介绍。

1. 酶生物传感器(简称酶传感点)　酶是具有生物催化功能的一类蛋白质,它在加速细胞化学反应上具有独特且强大的功能。酶通常具有很强的特异性,只对特定的底物产生作用,哪怕是对混合在其他物质中的底物,酶也能将其识别出来,而且在反应过程中不会消耗。如图 2-25 所示,酶在催化反应过程中,所形成的酶底物分子复合物在适当的条件下会形成所需的产物分子并最终被释放。

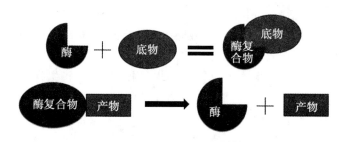

图 2-25　酶的工作原理

酶具有较强的催化活性和高度选择特性,使其成为一种流行的生物传感元件,对待测物的识别主要包括三种机制:①酶将待测物转化为传感器可检测的产物;②监测待测物对酶是抑制还是激活;③监测分析物与酶的相互作用对酶的性质的改变。

酶传感器是最早出现的生物传感器,也是目前临床应用较为广泛的一种传感器。虽然酶具有很高的特异性和催化活性,但是必须注意的是,可溶性酶对于温度和 pH 都十分敏感,并且可被许多化学物质抑制而失去活性。因此,在实际生物传感器产品中,必须采用固定化技术将酶固定在淀粉凝胶、硅橡胶等稳定的惰性基质中以确保其催化活性,常用的固定化方法为利用非水溶性载体物理吸收或离子结合使蛋白质分子固定化的吸附法,借助交联剂使酶分子间发生共价结合将分子直接与载体共价结合的化学交联法,使生物活性分子通过共价键与不溶性载体结合而固定的共价连接法和将酶分子包埋并固定于高分子聚合物三维空间网状结构基质中的物理包埋法。

目前已有多家厂商销售常见血液生化成分(葡萄糖、尿素、乳糖及肌酐等)的传感器。酶生物传感器通常包含一个电化学气敏传感器即离子选择性电极,电极上附有一层固定化酶薄膜作为生物催化剂。葡萄糖传感器是最常用的监测血糖浓度的酶传感器,由酶膜和 Clark 氧电极或过氧化氢电极组成,对葡萄糖的检测常见的有葡萄糖酶法和电化学酶法。

葡萄糖氧化酶法(glucose oxidase method)用于市场上可买到的简单的测试条仪器,允许快速和容易的血糖测量。测试条产品,One Touch UltraMini (www.LifeScan.com),依赖于葡萄糖氧化酶——过氧化物酶显色反应。血液与测试条上的试剂结合后,发生的反应由式(3)给出。

$$\text{血糖}+2H_2O+O_2 \xrightarrow{\text{葡萄糖氧化酶}} \text{葡萄糖酸}+2H_2O_2 \qquad (3)$$

添加酶过氧化物酶和邻联二茴香胺(o-dianisine),显色氧,导致有色化合物形成,见式(4),可以直观地评价。

$$\text{邻联二茴香胺}+H_2O_2 \xrightarrow{\text{过氧化酶}} \text{氧化邻联二茴香胺}+H_2O_2 \qquad (4)$$

葡萄糖氧化酶化学与反射光度法结合产生一个用于监控血糖水平系统(Burtis 和 Ashwood,1994)。在 One Touch 系统中(图 2-26),一个测试条插入血糖仪中,在测试条末端滴一滴血,5s 后在数字屏幕上显示结果。

2. 免疫传感器　免疫传感器作为一种新兴的生物传感器,能够从样品中检测出微摩尔甚至皮摩尔级浓度的化合物,随着抗体制备、光导、信号放大等技术的发展,免疫传感器以其高特异性、敏感性和稳定性得到了广泛的商业化应用。

在动物中,一旦有病原体或者异种蛋白(抗原)进入体内,免疫系统立刻会产生能识别异物并将之排出体外的抗体,发生免疫反应。免疫传感器的基本原理是免疫分析,即利用固定化抗体(或抗原)与相应的抗原(或抗体)发生特异性结合,使传感器上生化分析膜的特性发生变化,然后通过换能器将这种变化转换为光学或电学参数。免疫分析已经被广泛应用于对早孕相关的类固醇、乙型肝炎等很多生物医学分子诊断中,但是由于其孵育时间长的缺点使得其较难用于预警控制和过程控制,免疫传感器部分弥补了这个不足。免疫传感器的生物传感元件一般是抗体或者抗体片断,基于转换信号的换能器类型可以将免疫传感器分为电化学免疫传

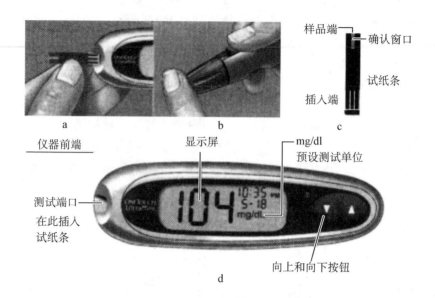

图 2-26　a. 将试纸条插入仪器；b. 用柳叶刀割开少于 1mm 的皮肤；c. 试纸
条的末端加 1 µl 血样，通过毛细作用吸进去；d. 5s 后，仪器以 mg/dl
为单位显示血糖值

感器、光学免疫传感器、压电免疫传感器等。

（1）电化学免疫传感器：是免疫传感器中研究最早、种类最多、也相对比较成熟的一种免疫传感器，它结合了诸如溶出伏安法、脉冲差分法等电分析技术，灵敏度得到了很大提高。近年来，研究者们开始将电化学与一些免疫分析法、酶技术等方法结合，有效解决了电化学分析和免疫分析中的问题。根据待测量转换成的量可以将其分为电位型、电流型、电导型、电容型和电阻型等。

电位型免疫传感器：当抗原和抗体在敏感膜发生反应时会引起电极电位或膜电位的变化，这个变化与待测物质浓度之间存在对数关系，通过测量这个电位的变化从而进行免疫分析的方法。

电流型免疫传感器：这是将免疫技术与电化学分析方法相结合的一种标记免疫分析法，标记物有酶和电活性物质两类。该类传感器的检测原理是当工作电极电位为一定值时，待测物质会使得电极表面产生电流，实现定量分析。

电导型免疫传感器：是利用免疫反应引起溶液或薄膜的电导发生改变，从而对待测物进行定量分析的方法。

电容型免疫传感器：电容型免疫传感器为近年来出现的新传感器，不需要标记物，可以通过制作成夹层电容免疫传感器来检测人血清白蛋白，精度可达到 15×10^{8} mol/L，还可以用来检测金属离子。

电阻型免疫传感器：如果传感器周围发生变化引起电阻、电容或电感特性任何一个发生值改变,都会造成阻抗的改变,电阻抗免疫法即根据这个阻抗的改变来定量分析待测物的方法。

以上方法在测量时需要用到电化学传感器,下面对最基本的三种离子选择性电极(pH电极、P_{O_2}电极和P_{CO_2}电极)的测量过程进行介绍。

1) pH电极:图2-27是pH电极的示意图,pH的测量是通过检测玻璃电极产生的电势实现的。当电极膜两侧溶液的pH不同时,玻璃电极便产生电势。

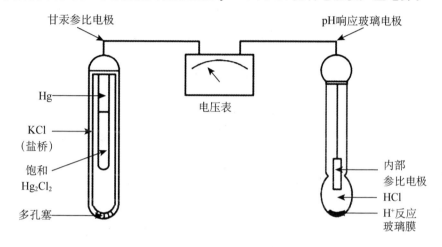

图 2-27　pH 电极

玻璃电极是离子选择电极成员中的一种,只与特定的离子反应。氢离子接近膜的外表面导致玻璃的硅酸盐结构向电极内部离子溶液传导正电荷(空穴)。应用能斯特方程可知,跨膜电压变化为60 mV/pH单位。因为生理pH范围只有0.06 pH单位,所以pH计必须能够精确地测量0.1 mV的变化。

基本方法是将已知pH溶液放在膜的内侧,未知pH溶液放在膜的外侧。一般用盐酸作为已知pH溶液。通常使用Ag/AgCl电极或饱和甘汞电极作为参比电极。一个参比电极放在已知pH溶液中。另一个参比电极放置在样品室中。在这个参比电极内有一个盐桥,以防止参比电极上的电压影响样品的化学成分。用pH计读取玻璃电极膜两端产生的电位。

2) P_{CO_2}电极:P_{CO_2}电极在测量时,是基于P_{CO_2}在10~90mmHg(1.2~12kPa)范围内,$\log P_{CO_2}$和pH之间成线性关系这一事实,而这个范围基本上包括了所有临床感兴趣的数值。通过H^+、H_2CO_3、HCO_3^-和P_{CO_2}之间的基本化学关系,可以建立以下关系。前三个量相关的平衡方程式为公式(5):

$$H_2O + CO_2 \quad H_2CO_3 \quad H^+ + HCO_3^- \tag{5}$$

此外,P_{CO_2}和溶解在血液中CO_2浓度$[CO_2]$之间的关系,由下公式(6)给出:

$$[CO_2] = a(P_{CO_2}) \tag{6}$$

式中:$a = 0.0301mmol/L/mmHgP_{CO_2}$。对应于公式(5)的质量关系式可写成:

$$k' = \frac{[H^+][HCO_3^-]}{[H_2CO_3]} \qquad (7)$$

由于$[H_2CO_3]$和$[CO_2]$,有:

$$k = \frac{[H^+][HCO_3^-]}{CO_2} \qquad (8)$$

式中:k代表k'和$[H_2CO_3]$、$[CO_2]$之间比例常数的组合值。代入公式(7),我们得到:

$$k = \frac{[H^+][HCO_3^-]}{aP_{CO_2}} \qquad (9)$$

对公式(9)取以10为底的对数,移项得:

$$\log[H^+] + \log[HCO_3^-] - \log k - \log a - \log P_{CO_2} = 0 \qquad (10)$$

根据pH的定义和推导最终可得:

$$pH = \log[HCO_3^-] - \log k - \log a - \log P_{CO_2} \qquad (11)$$

由此可的,pH与负的$\log P_{CO_2}$呈线性相关。

用此结果构建的P_{CO_2}电极如图2-28所示。该组件包括两个腔室,一个用于样品,另一个含有上面讨论过的pH电极。基本型pH测量装置是把pH电极放置在样品中,而在这种情况下,是把pH电极浸浴在碳酸氢钠和氯化钠缓冲液中。两个室由半透膜隔开,这种薄膜通常用聚四氟乙烯或硅橡胶制成。它允许溶解的CO_2通过,但阻断带电粒子的通过,特别是H^+和HCO_3^-。当样品被放置在样品室中时,CO_2通过扩散穿过膜,在两个室中建立相同的浓度。如果有净的CO_2移动,进入(或流出)装有缓冲液的室,H^+就要增加或减少,pH计即可检测到这种变化。由于pH和负$\log P_{CO_2}$之间只是一种比例关系,在每次使用之前,有必要用两种已知P_{CO_2}气体对仪器进行校准。

从处理这两种标准气体所获得的pH数据,我们就可以得到P_{CO_2}对应pH的校准曲线。之后,利用已测得的pH数据,从这条求得样品的P_{CO_2}。有些仪器,将P_{CO_2}电极校准能力设计在仪器中,即通过调整两个电位器,在仪器的电子线路中建立校准曲线。

3)P_{O_2}电极:如图2-29所示出Clark型极谱电极的基本组件。P_{O_2}的测量是基于阴极上发生的还原反应:

$$O_2 + 2H_2O + 4e^- \rightarrow 2H_2O_2 + 4e^- \rightarrow 4OH^-$$
$$4OH^- + 4KCl \rightarrow 4KOH + 4Cl^- \qquad (12)$$

该反应中产生的氢氧根离子被电解质缓冲。在P_{O_2}电极中阳极作为参比电极,该电极上发生氧化反应:

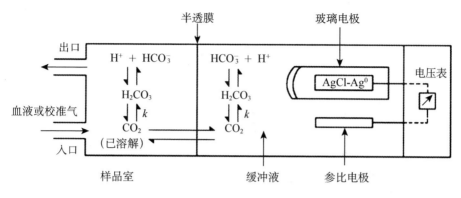

图 2-28　P_{CO_2} 电极

$$4Ag + 4Cl^- \rightarrow 4AgCl + 4e^- \qquad\qquad (13)$$

此反应过程可以提供式(12)所需的 4 个电子。

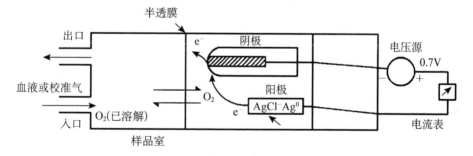

图 2-29　P_{O_2} 电极(引自 Hicks R, Schenken JR, Steinrauf MA. Laboratory Instrumentation. Hagerstown, MD: Harper& Row, 1974. C. A. McwWhorter 使用许可)

在图 2-31 中,阴极是用 Pt 涂层玻璃制成,参比电极是用 Ag/AgCl 制成。典型 P_{O_2} 电极的电流与极化电压关系图(极谱图)如图 2-30a 所示。极化电压选择在"平台"区,以提供足够的电位来驱动反应,而不允许需要更大驱动电压的其他电化学反应。因此,产生的电流与电解液中 O_2 分子数量成正比,见图 2-30b。O_2 膜对氧气和其他气体是可渗透的,也起到电极及其周围环境隔离作用。

发生以上反应需要 $600\sim800mV$ 极化电压,该电压通常由汞电池提供。根据通过与电极相连外部电路的电流与 P_{O_2} 成正比,我们可以通过测量外部电路电流值得到 P_{O_2} 的值。O_2 的存在和由此产生的化学反应,可认为是电路中产生的可变电流源,电流值与 P_{O_2} 水平成正比。公式(8)表明,此化学反应消耗 O_2,而氧的损失是 Pt 电极在反应溶液中暴露面积的直接函数,也是半透膜对 O_2 通透性的直接函数。Pt 电极暴露区的直径一般为 $20\,\mu m$。半透膜的选择是基于 O_2 消耗量和

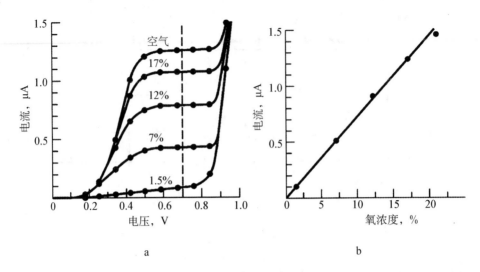

图 2-30　a. 用于测量百分比 O_2 的典型 P_{O_2} 电极电流与极化电压关系图；b. 电极工作在
0.68V 的极化电压时，电流输出和百分比 O_2 之间的线性关系

P_{O_2} 在样品室与测量室之间平衡时间的权衡。半透膜对 O_2 的渗透性越高，O_2 消耗量越大，响应越快。一般场合下选择半透膜选择聚丙烯，聚丙烯的渗透性虽然没有聚四氟乙烯好，但在大多数应用中是最合适的。聚丙烯也相当耐用，比其他膜材料更可靠地保持在电极上。

膜的厚度和组成决定了 O_2 扩散率；较厚的膜扩散时间显著增加，因而延长传感器的时间响应，且产生较小的电流。此反应对温度非常敏感。为了保持 P_{O_2} 和电流之间的线性关系，电极温度变化必须控制在 ± 0.1℃。传统方法是用水套来实现的。

如图 2-30 所示，此系统用两种已知 O_2 浓度的气体进行校准。第一种气体不含 O_2（通常是 CO_2-N_2 混合气体），第二种气体含已知量的 O_2（通常是 O_2-CO_2-N_2 混合气体）。样品室内充满水，让不含 O_2 的校准气体以气泡形式通过水。当 O_2 含量达到平衡态后，一般需要 90s，将 P_{O_2} 计输出调零。然后，用第二种校准气体确定 P_{O_2} 对电极电流校准刻度的第二点。校准刻度在仪器内部电设置。校准之后就可以测量样品的 P_{O_2} 值。请注意，达到平衡所需的时间是样品 P_{O_2} 值的函数。对于 P_{O_2} 为 430mmHg（57kPa）的样品，可能需要长达 360s 才能达到平衡。德国 DrägerwerkAktiengesellschaft，Lübeck 制造的气体 O_2 传感器，气体扩散到 P_{O_2} 电极中的响应时间在 2s 以内。

（2）光学免疫传感器：根据是否采用标记物，光学免疫传感器可分为以表面等离子体共振（surface plasmon resonance，SPR）传感器和光栅生物传感器为代表的无标记传感器，以及以夹层光纤免疫传感器和位移光纤免疫传感器为代表的标记型免疫传感器。传统的光学不能实现背景噪声等其他干扰存在条件下实现小信号改变的检测,直到 SPR 传感器的研制成功,才使得免疫反应中小信号的检测得以实现。

如图 2-31a,SPR 是一种物理光学现象,是由入射光的电磁波在金属和电介质交界形成影响电磁波传播的谐振波。等离子体是沿着金属和电解质间界面传播的电磁波形成的,一般该交界面由玻璃棱镜置于金或银之上实现。当交界面的偏振光以一定角度入射时,将发生全衰减反射,入射光被耦合到等离子体内,光能被大量吸收,而界面反射光显著减少,这是由表面等离子共振引起的,因此这个角度被称为表面等离子体共振角。由于 SPR 对金属表面的电介质的折射率非常敏感,不同电介质的表面等离子体的共振角不一样,同一种介质其附于金属表面的不同则共振角也不同。基于 SPR 原理的生物传感器通常是将具有特异识别性的分子即配体固定在金属膜表面,监控被测物与其结合的过程。在复合物形成或解离过程中,金属膜表面电介质的折射率发生改变,从而被 SPR 生物传感器所检测出来。对于大部分传感器来说,共振角的改变近似线性地正比于配体的浓度。

虽然 SPR 生物传感器具有无须标记并且样品使用量少,能实现直接、实时、在线监测抗原抗体分子的相互作用等优点,但是其也存在如低浓度样品分析时灵敏度低等缺点。随着新型纳米材料的合成,石墨烯等纳米材料被用于 SPR 生物传感器性能改善,如图 2-31b,加入纳米材料的偏振角度比单独金时得到的偏振角度要大。

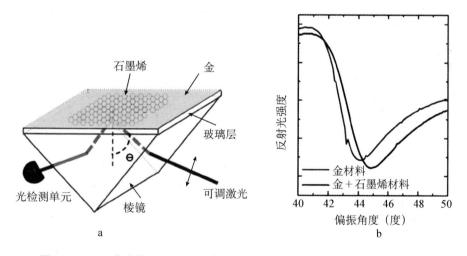

图 2-31　SPR 传感器。a. 结构示意图;b. 加入纳米材料对偏振角度的影响

在光学免疫传感器中商业化运用最为成功的是通过 SPR 技术构建的免疫传感器。例如,美国 GE 的 BIAcore 系列生物传感器系统和德国的 XanTecbioanalytics GmbH 公司的 SR7500DC 双通道 SPR 系统。GE 的 BIAcore 系列生物传感器系统历史悠久,有着 18 年的 SPR 生物传感器的研究,其前身为瑞典林雪平技术学院(Linkoping Institute of Technology)和瑞典国防研究所合作成立的法玛西亚生物传感器 AB 公司(Pharmacia Biosensor AB),1985 年开始进行基于 SPR 技术的基础研究,到 1992 年体制改革开始进行商业产品的开发。3 年后 3 个产品 BIAl-ite®,Biacore®1000 和 2000 年 Biacore® 问世,开始盈利并由此转向基本独立的企业。此后,继续推出 Biacore® X,Biacore® 3000 等一系列产品。其公司不断扩大,到 2005 年推出具有质控功能的 Biacore T100 以及首款基于阵列的系统 Biacore A100,其财务收入大增。2005 年被 GE 医疗集团收购,由此发展到今天,已经成为 SPR 免疫生物传感器行业的领跑者。目前其最新型号 Biacore™ 4000 可对片段库进行筛选,选取最优抗体,从而获得最好的结果。

(3)压电免疫传感器:压电免疫传感器指通过压电材料(如石英晶体)制成的换能器,将抗原与抗体、受体与配体等相互作用时所处体系性状的变化转换为易于检测的频率信号的生物传感器。工作原理是基于石英晶体的压电效应和晶体频率与晶体表面质量的关系。压电石英晶体传感器就是通过测量石英晶体振荡频率的改变,达到检测其表面负载的微小变化,因此又被称为石英晶体微天平(quartz crystal microbalance,QCM)。

经典的 QCM 是按一定的方位角切割的石英晶体薄片,如图 2-32 所示,晶体频率的改变由三明治结构的夹着石英晶体的电极片上质提供的电压来激发,如果是液相中激发后产生剪切波。自从 1959 年 Sauerbrey 建立了谐振频率和晶体表面质量密度沉积的关系以来,QCM 已经成为应用最多的音波装置。

晶体频率改变-质量变化之间的关系由著名的 Sauerbrey 方程给出:

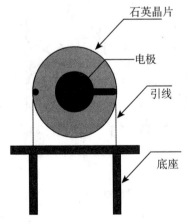

图 2-32　QCM 结构

$$\Delta f = \frac{2f_0^2 \Delta M}{A(\rho_q \mu_q)^{1/2}} \tag{14}$$

其中,Δf 是由单位面积下质量变化 ΔM 所引起的频率变化;f_0 为石英晶体的固有频率(MHz);ρ_q 为石英晶体的密度(2.648g/cm³);μ_q 为石英晶体的剪切模量;$\mu_q = 2.947 \times 10^{11}$ g/(cm·s²),A 为敏感面积(cm²)。将以上参数带入公式(14)得到简易化的 Sauerbrey 方程:

$$\Delta f = -2.26 \times 10^{-6} f_0^2 \Delta M \tag{15}$$

$$\Delta M = -(-A/2.26 \times 10^{-6} f_0^2) \Delta f \tag{16}$$

以上推导是基于膜材料是均匀且正好刚性附着于晶体表面。在液相应用时发现采用 Sauerbrey 方程推算的 Δf 往往偏离真实值,有研究者尝试寻求单一化的转换参数,对 Sauerbrey 方程校正,但是至今为止没有一个统一有效的转换关系。目前实际应用的方法是 Rodahl 等提出的带能量耗散监测功能的 QCM(QCM with dissipation factor,QCM-D),用 ΔD 表征吸附物质的黏弹性质。

QCM 传感器是一种对界面变化敏感的仪器,已经在物理、化学、生物、药学等领域得到广泛应用,虽然液相 QCM 的商业推广落后同期发展的其他传感器(如 SPR 传感器),但是基于 QCM-D 的方法目前已经获得了较好的商业化开发,比如最具代表性的瑞典的百欧林(Biolin Scientific)公司的 Q-sense 系列。

下面以 Q-Sense 公司具有耗散因子检测功能的第二代石英晶体微量天平 QCM-D E4 为例,对仪器的结构和原理进行介绍。仪器的结构如图 2-33 所示。当在电极两端加入一个交流电压,在传感器的共振频率处引发一个小的剪切振动,当交流电压关闭后,振动呈指数衰减,不同的材质衰减速度不一样,如图 2-34 所示。根据衰减过程计算得到共振频率 f 和耗散因子 D 两个参数。

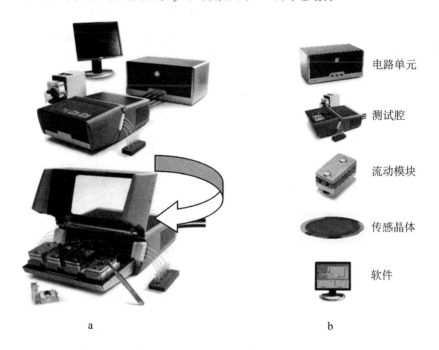

图 2-33　QCM-D E4 仪器。a. QCM-D E4 仪器外观和拆开的测试腔;b. QCM-D E4 仪器主要部件

在测量过程中,数据获取如图 2-35 所示。

获取共振频率 f 和耗散因子 D 两个参数之后,对于薄层硬质薄膜,可以使用 Sauerbrey 关系和公式,根据传感器振动计算吸附层的质量。

而当薄膜松散和黏性时,能量会被薄膜上的摩擦所消耗,传感器的振动会发生衰减,传感器上吸附的薄膜的结构信息可通过定义的耗散因子提供。在 Q-sense

71

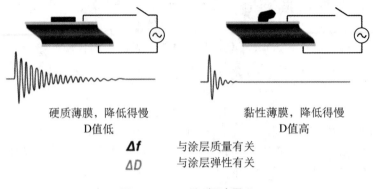

硬质薄膜，降低得慢　　　　　　黏性薄膜，降低得慢
D值低　　　　　　　　　　　　　D值高

Δf　　与涂层质量有关
ΔD　　与涂层弹性有关

图 2-34　QCM-D 振动原理

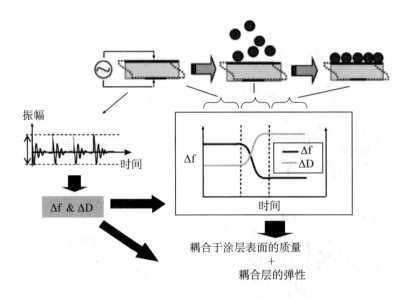

耦合于涂层表面的质量
+
耦合层的弹性

图 2-35　数据获取过程

中,使用多个频率和耗散因子数据,使用黏弹性模型而不再是 Sauerbrey 关系,计算得到质量(mass)、厚度(thickness)、黏度(viscosity)和弹性(elasticity)等参数。

仪器操作可分为四个步骤:首先将传感晶体固定在温控室内,如图 2-35 左图;然后加入样品进行原位检测,运行设置的实验进程,如图 2-35 右图;接着运行在软件屏幕上呈现 Δf 和 ΔD 实时数据;最后对软件进行操作得到质量、厚度、黏度等参数。

QCM 传感器与 SPR 一样,其最大优势是可以无须标记、实时监测生物分子反应的动态过程,并且已经有商业化产品。但是由于其液相中测量的准确度和精确度降低,QCM 的相关研究仍需继续。

三、其他传感器

除上文介绍的两种传感器之外,还有 DNA 传感器、受体与例子通道传感器等也属于分子生物传感器的范畴。其中的 DNA 传感器是利用 DNA 双链的碱基互补配对原则发展起来的传感技术,利用 DNA 作为敏感元件,与上文介绍的电化学、SPR 和 QCM 等传感检测技术相结合,开发不需标记、实时基因信息监测的传感器是 DNA 传感器的发展趋势之一。而区别于基于酶、抗原抗体、核酸等分子类生物传感器的细胞与组织类传感器则利用细胞或组织作为敏感元件。目前较新的生物传感器研究还包括生物芯片、纳米生物传感器以及智能传感器,由于篇幅有限,这里就不进行一一介绍了。

四、PVDF 在 POCT 中的应用

如前文所述,免疫测试法以抗原抗体特异性免疫识别反应为基础的,大多数 POCT 免疫测试采用侧流技术、电化学方法或现有实验室分析仪器使用方法的微型版本。本节将介绍一种新的 POCT 免疫分析方法,它利用压电/热释电聚合物薄膜表面的微热效应。该系统的主要优势在于能够在复杂阵列中进行快速高灵敏测量,而不需要洗涤或分离步骤。

基本技术

某些电介质在沿一定方向上受到外力的作用而变形时,其内部会产生极化现象,同时在它的两个相对表面上出现正负相反的电荷。当外力去掉后,它又会恢复到不带电的状态,这种现象称为压电效应。热释电效应指的是极化强度随温度改变而表现出的电荷释放现象,宏观上是温度的改变在材料的两端出现电压或产生电流。

晶体材料(如石英)的压电和热释电性能是晶体的晶胞缺乏中心对称所引起的。非晶或半晶体聚合物,如聚偏氟乙烯(PVDF),如图 2-36,在强直流电场下,经热、冷拉伸并在居里点温度下进行极化处理,导致 PVDF 的高极性碳-氟键与电场的方向偏对齐,从而表现出典型的压电和热释电性能。

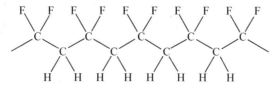

图 2-36　PVDF 的分子结构

由于 PVDF 压电材料存在热释电效应,温度变化将在 PVDF 薄膜产生输出信号。这一部分描述的技术是利用光学输入信号转换为温度变化,然后在 PVDF 传感器上产生直接的电输出信号。当光脉冲照射 PVDF 传感器时,传感器上的有色物质吸收光线,在光线照射位置附近的压电薄膜上产生局部加热,导致聚合物薄膜出现热应力和机械应力,如图 2-37。这项技术将比色试剂直接沉积膜表面上,首先用于有毒气体监测。英国 Vivacta 公司将这项技术扩展到液体(通常是水)样品中的结合事件的测量。在结合事件期间,由于抗体标记的有色颗粒的结合并向压电薄膜表面的扩散迁移,系统内部的成分随时间不断变化。

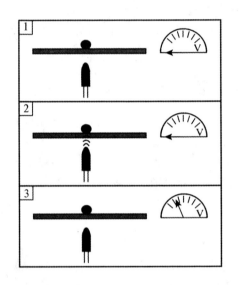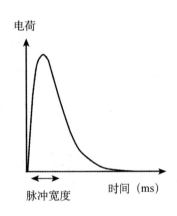

图 2-37　PVDF 薄膜局部加热产生的电输出

该技术通过检测响应幅度和响应时间包络线,从传感器表面之间的不同距离,在空间上区分微加热效应。简单地说,靠近薄膜表面的颗粒产生更多的热量,而且由于热扩散的距离较短,加热速度更快。

脉冲光输入直接转换到电输出(如上文所述),响应的时间受多个因素的影响,主要因素包括光照的组成部分、相应的吸收系数和热传导途径,即在脉冲过后系统返回到热平衡的热传导途径。由于样本为圆盘状(下文对释热元件描述),纵横比很大,直径与高度之比约为 30∶1,而且在中心轴 z 上轴向对称,所以可将传热过程建模为 z 轴方向上的线性系统。在均匀材料中,已知材料的密度为 ρ,热传导系数为 K,那么求解这类基本问题的解析解,需要在一组边界条件和初始条件下求解热力学方程式(17):

$$\frac{\partial^2 \theta}{\partial z^2} = \frac{cp}{k}\frac{\partial \theta}{\partial t}$$ (17)

即使在最简单的情况下,也必须采用傅立叶级数定义初始温度分布。对于具有不同密度和热导率的复合多层系统,用解析法是不可能获得方程的解,而必须借助于数值分析方法。为此,Vivacta公司与英国国家物理实验室合作已经开发出一维度系统模型。该模型给出薄膜的热电和压电响应的同时,也给出了预期的输出电信号。可以调整该模型中的一些参数,以评估其对输出的影响,包括(但不限于)薄膜每一层的厚度、热电系数和压电系数、光输入时间分布和系统中各层的吸收系数。

从这两个关键建模工作得出的结论是,时间响应包络与光输入量无关,因而,可以将系统看作单个吸光成分的线性组合(简化数据分析)。最重要的是,距离薄膜表面为 X 的吸光物质,在 Vivacta 系统中压电薄膜响应幅度与距离 X 的立方成反比进行衰减,如图 2-38 所示。

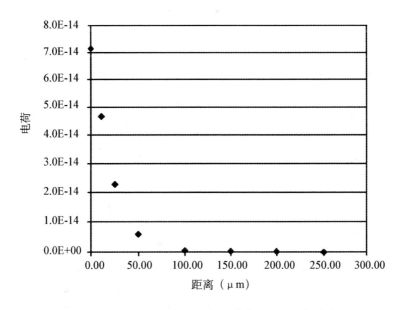

图 2-38　输出幅度与局部加热点到膜表面之间距离的关系

1. 压电薄膜技术在 POCT 免疫分析中的应用　Vivacta 系统采用标记抗体碳颗粒作为信号产生系统中的组件。PVDF 聚合物表面同样涂有感兴趣抗体分析物。样品(血液、血浆或血清)在测试卡中与碳颗粒混合,以产生均匀的混合物,然后移动到表面的压电薄膜,并开始测量过程。碳粒子与溶液中的分析物键合后扩散到传感器表面。键合发生在表面上形成一个夹层。在整个过程中,从高功率

LED发出的波长为690nm光线是脉冲进入系统,产生局部加热,并导致传感器电输出。碳粒子在膜表面上的迁移导致电输出随着时间的推移而变化,与输出幅度和时间包络(超过几十毫秒)无关。键合过程监测时间为5~10min,并将信号的变化送给仪器,然后仪器利用算法,计算出这段时间碳颗粒的量。键合的碳与样品中分析物的量相关,然后从内部校准计算出分析物的浓度。

(1)优点和缺点:压电薄膜的分析具有许多优点,①对样品的清洗没有要求,因此不需要板载液体试剂;②可进行全血样本测量,不需要分离细胞成分;③只有一个电连接,但LED的顺序脉冲允许分单独的腔室多个测量;④该系统简单,使用廉价的元件,不需要复杂的光学系统,并直接给出了光输入的电输出;⑤是成比例的输出,利用正调节控制室,并最大限度地减少样品温度和黏度的干扰。

压电薄膜的分析有一个潜在的不利因素即干扰,压电薄膜可能受到环境噪声和声学噪声的干扰。目前在仪器中采用一些方法去除仪器上的这种噪声,包括共模噪声抑制、机械隔振、低通/高通滤波和软件抑制。

(2)POCT免疫检测中PVDF的应用现状:Vivacta压电薄膜免疫系统由一个普通的数据读取器和一次性测试卡构成。该系统的第一次测试是在2010年,用于促甲状腺激素(thyroid-stimulating hormone,TSH)检测。TSH是评定甲状腺功能的关键指标,需要高检测灵敏度。尽管是在发达国家,甲状腺功能异常和原发性甲状腺功能衰减也可能诊断不出,而在发展中国家有更多的患者未被诊断出。据估计,中国有9800万患者,仅有2%被诊断和治疗;在亚洲的剩余区域,11 000例患者中有6%~10%被诊断出并进行治疗。这主要是因为在发展中国家,很难获得复杂临床检验的服务,特别是在乡村区域。随着PVDF在POCT免疫检测中应有的展开,将有越来越多的甲状腺疾病患者能接受治疗。

2. 数据读取器的主要设计标准 数据读取器作为一个POCT装置(图2-39),其设计要允许在实验室环境之外中由非技术人员使用。然而,在非实验室区域进行临床分析相关的POCT必须接受性能标准测试,主要是准确性和重复性,必须获得在大型实验室可接受的临床分析结果。分析性能主要依赖于系统的功能。

3. 数据读取器的结构 数据读取器是便携式交流电源供电装置,其结构包括测试卡插槽、彩色图形显示屏/触摸屏、发光二极管(LED),如图2-39所示。数据读取器有3个LED,按顺序照射测试卡上的三个分析室。发光二极管为定制封装,其内部含一个有透镜,用于准直化部分光束。监控光电二极管用于消除LED之间及闪烁之间的变异。LED的峰值输出为690nm,对应于最小的血红蛋白光密度测试点。LED、检测电子电路与测试卡架封装在一起,并放置在滑轨上,这样可消除读取过程中的声干扰和振动噪声。主要的用户界面为彩色图形显示屏和触摸屏。

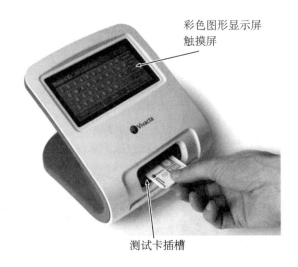

彩色图形显示屏
触摸屏

测试卡插槽

图 2-39　数据读取器

数据读取器还包括一个小的高精度柱塞泵,如图 2-40 所示,用于将样品抽取到干燥的试剂上,使样品与试剂混合,并将样品/试剂混合物送入反应室开始反应。然后,LED 按顺序闪烁,碳颗粒压与电薄膜表面结合,产生电荷信号,测量和数字化。

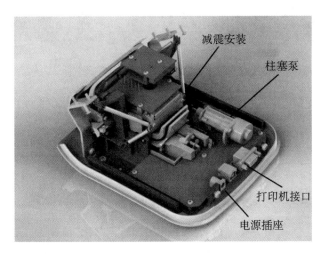

减震安装
柱塞泵
打印机接口
电源插座

图 2-40　数据读取器内部结构

4. 测试卡的工作原理　测试卡既是血液采集装置又是分析单元,如图 2-41 所示。它集成全血采集装置,血液从指尖直接进入测试卡的毛细管通道,无须静脉穿刺,尽量减少患者的痛苦。不包含任何液体试剂,所有的试剂都是干式的,所以系统中唯一的液体是血液样本。测试卡内含有注塑成型的丙烯酸芯和多个复合薄膜层形成的通道。直径6mm的分析室使用模切成型的"间隔",贴有PVDF薄膜传感器。数据读取器中的柱塞泵通过背面的端口与测试卡相连,从而能够将样品与试剂混合,并将混合物移动到3个反应室中。测试卡完全插入数据读取器时,测试卡中的三个分析室分别与数据读取器中的3个LED对齐。这时,CCD微型摄像头从二维码中读取定标数据,并检查测试卡是否完全插入以及确认测试卡未使用过。

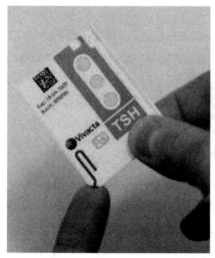

图2-41　测试卡

　　测试过程中,目标分析物的特异性抗体或抗原与压电薄膜结合。毛细管通道内有干燥的"报告"标记,在其表面上吸附目标分析物的特异性抗体。血液使这些报告标记重新悬浮,并与目标分析物结合,随后与压电薄膜上固定的抗体结合。报告标记、压电薄膜上的目标分析物和"捕捉"的抗体形成"三明治"结构,如图2-42所示。

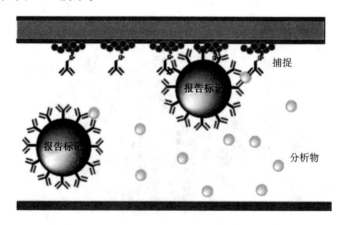

图2-42　毛细管通道内形成的"三明治"结构

　　如图2-43所示,报告标记与压电薄膜结合后,利用明亮的LED对其进行闪光照射。由于红细胞对LED发射的690nm波长的光波吸收最小,报告标记选择性吸收690nm特定波长的光波并将其转化为热量。报告标记与压电薄膜结合,促使热脉冲向压电薄膜扩散,产生电荷。所产生的电压正比于目标分析物与压电薄膜表面的结合率,因此正比于血液样本中目标分析物浓度。压电薄膜输出电压线性上升。这意味着压电薄膜系统提供定量而不是定性的结果。

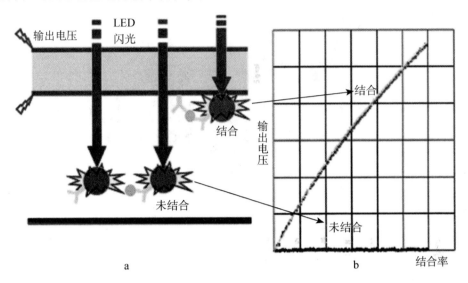

图 2-43　输出电压与结合率的关系

　　未结合的报告标记将热量散热到血样品中,因而,压电薄膜中不产生电压,从而允许在全血样品中区别绑定和未绑定的标记,不需要洗涤或分离步骤。此外,该系统的灵敏度很高,大约 10pg/ml。

　　5. 测试操作　　首先,打开数据读取器电源开关,经过预热后,彩色触摸屏显示提示符,这时,操作人员可确认并登录,选择所需的测试,输入受检者姓名、识别号码等。然后数据读取器请求提取样品。操作员从它的铝箔袋中取出未被使用的测试卡,并从受检者指尖上采集毛细管血液,直接进入测试卡的毛细管通道,如图 2-44 所示。然后将测试卡插入到数据读取器前面的插槽中,按下触摸屏上的"开始"键。此后,该系统的所有操作是完全自动的。在数据读取器门关闭,板载摄像头正确识别测试卡后,样品被吸入试剂区,并混合约 60s,然后将样品/试剂混合物送入分析室。LED 按照顺序照射样品/试剂混合物 10ms,照射停止 0.5s 后,数据读取器采集压电薄膜传感器产生的信号。虽然实际上执行 3 个不同的测量,但是 LED 按照顺序照射确保每次只采集一个传感器的输出信号。数据采集过程不断地重复,直到采集的数据足够计算最终结果。由于数据读取器内的算法检测三个分析室的结合率,获得结果所需的时间与分析物浓度成反比,即分析物的浓度越高检测速度越快。平均检测时间约为 5min,检测完成后,屏幕上显示测试结果,也可打印检测报告。

　　6. PVDF 检测在 POCT 中的性能　　为了测试 PVDF 在 POCT 应用的性能,将

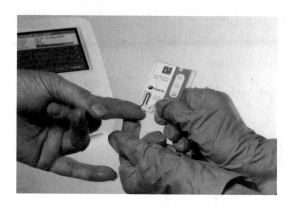

图 2-44　样本采集操作

PVDF 传感器（Vivacta）用于未分离的毛细血管的全血中 TSH 的检测，同时，对相同标本的血清采用已经被公认接受的测试方法（西门子免疫分析仪，the Simens ADVIA Centaur 等）来检测 TSH，结果显示，来自 Vivacta 的测试结果与血清检测的结果具有很好的相关性。对来自于同一个样本的全血和血浆也进行了以上两种方法的测试对比，结果也具有较好的一致相关性。

7. PVDF 在 POCT 中的发展前景　目前的文献记载中，POCT 的 PVDF 检测这一创新技术采用"三明治"结构的策略已经用于相对大的蛋白抗原监测。而在另外的一些应用中，需要在一单独测试卡中组合多种检测，因此，组合多种测试的产品具有很大市场。已有研究表明，在同一测试卡中可以通过全血进行 TSH 和 hCG。虽然只是研究，还没有实际产品。而采用小于 50 μl 的全血进行四种相关物质的分析也有报道。事实上，通过将仪器中的 LED 光源置换为激光扫描，在同一测试卡上实现更多的物质分析。

对于熟悉的免疫分析模块，PVDF 应用上也有很多改进，比如采用传感器重定向的方式移除顺序排列在传感器表面的快速沉淀金标记抗体，以提高检测的敏感性。

在未来，PDVF 将被用于更小分子以及其他尺寸物质的监测，比如说分子诊断领域，然而目前这一方面的研究工作还非常少。

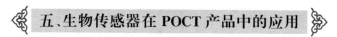

五、生物传感器在 POCT 产品中的应用

（一）便携式生物传感设备与 POCT

现场快速分析是 POCT 检测发展的一个主要方向。目前，对于人体的生理、生化检测还主要依赖于医院检查，而医院检验科配备的各种生化分析仪器，体积庞

大,价格昂贵(以万美元计),绝大部分依赖进口,而且操作流程烦琐、复杂,不利于在社区基层医院和家庭中使用。因此,已经有许多研究者致力于开展用于现场快速检测的方法,以及便携式设备的研究。随着生物传感器与生物传感技术在医药、食品、环境和公共安全等领域发挥越来越重要的作用,生物传感技术步入了高速发展期,对于快速、实时、精准和便携的生物传感与检测系统的研发也被提上了日程。

在现代分析科学中,电化学分析是一种重要的传感检测技术,其具有性能稳定、灵敏度高、成本低廉、操作简便和易小型化便携化的优点,被广泛地应用于公共安全、环境监测、临床诊断等领域中,针对诸如重金属离子、核酸、蛋白等重要分析物的定性和定量分析。日益普及的智能手机,由于其高速的分析处理能力、高清的图像采集装置和优秀的人机交互界面,也已逐步成为了与便携式生物传感技术相结合的研究热点。目前,已经有一些商业化的便携式分析产品研制成功并投入市场,如心率检测、肺活量检测、酒精含量检测等。此外,便携式的生化检测设备也得到了研究者的密切关注,如本课题组基于智能手机的便携式电化学检测系统的设计,完成了环境气味分子检测、蛋白分子检测和光电联用生物传感检测中的应用等,如图 2-45 所示。现阶段,凭借检测灵敏、价格低廉、操作与携带方便等优点,低投入,高产出的便携式电化学检验仪器在要求实时快速的现场快速检测领域具有巨大的潜在应用价值,也受到了广泛的关注和研究。

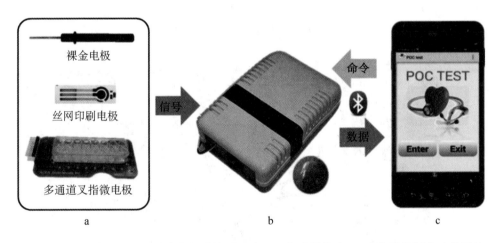

图 2-45　基于智能手机的便携式电化学检测系统。a.传感器构建;b.电化学检测电路的设计实现和;c.智能手机移动端 App 应用程序的开发

此外,作为生物医学传感的常见方法之一,光学检测凭借其高灵敏度也受到了较多的研究。在便携式光学检测研究中,基于智能手机的光学检测技术受到了越来越多的关注。一般利用智能手机的高分辨摄像头和高速处理器对图像进行采集、处理和分析,实现生物医学检测应用。最早的基于智能手机的光学检测应用一

般是将智能手机与显微放大装置相结合,用于对诸如血细胞和微生物等生物目标在微纳尺度上的观察,进而用于疾病的预警和诊断。研究表明,配合光路等设计,基于智能手机的光学检测已经实现了不同物质的生化检测。基于手机的便携式光学检测不但可以取代人眼颜色辨别提高检测准确度,而且也可以大大提高检测的自动化程度,简化整个检测过程,推动了便携式光学生化传感检测技术的发展。

(二)穿戴式设备与 POCT

穿戴式设备是指集成微小型传感器、智能信息处理模块及无线通信模块,可嵌入人们日常穿戴的衣物或佩饰中,进行人体运动信息乃至生理信息监测的一类设备。适应医疗模式的改变,穿戴式设备已成为 POCT 的重要发展方向之一。如今,医疗模式正在从以症状治疗为中心的模式向以预防为主、早诊断、早治疗的模式转变。医疗仪器的发展也开始从复杂的、应用于医院的大型医疗设备,转向既适用于医院又适用于家庭和个人的小型穿戴式。因此,国内外近年来在穿戴式健康监测方法及应用仪器的研究方面取得了很大进展,其中具有代表性的研究成果有:AMON 腕式健康与预警网络监护仪器、MyHeart 心血管疾病监测智能穿戴系统,LifeShirt 生命衫,以及雅培的可穿戴辅理善瞬感传感器等。通过这些穿戴式设备,可以在复杂的环境条件下实现对心率、血压、体温等简单人体参数的监测,指导对病情的诊断及预后的康复治疗。图 2-46 展示了一种用于生理检测(如心电信息检测)的基于智能手机的可穿戴设备,以及一种用于汗液中乳酸和离子检测的柔性腕带设备。

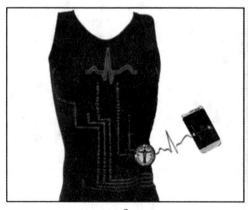
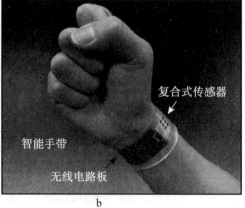

a b

图 2-46 可穿戴设备。a. 心电监测背心;b. 汗液检测腕带

随着生化传感检测技术在手机上的实现,接下来的一个发展方向便是与穿戴式生理检测技术有效结合,从生理和生化同步集成检测的角度,实现人体生理病理

信息实时、在线、多参数、精准、智能化检测与分析测评,便于用户进行疾病的自我管理与康复,乃至周围环境状况的一体化同步检测。当然,对于穿戴式生理检测技术,直到今天,也只有其中的极少数被成功商业化,这是由于这些设备还处于研发初期,而且大量市场需求面向的是特定的产品,如那些糖尿病监测和体重管理相关的产品。因此多功能的、完善的、可靠的可穿戴式设备还亟待研发与商品化。同时,在这些新兴设备投入临床及商业化生产之前,有几个关键问题还需要克服。首先是要用大量临床样本证明这些新兴技术的分析准确性、可重复性,并且证实其不会受到潜在的非特异性的干扰。其次,这些技术需要经过其他更可靠技术的确认,并且要操作简易,符合安全要求,结果需要意义明确且没有误导性。

(三)纳米传感与 POCT

纳米技术被学术界公认为 21 世纪最有前景和竞争力的科学技术领域之一。它所具有的小尺寸效应、量子尺寸效应、表面效应以及量子隧道效应等独特的物理、化学性质,使其在非线性光学、热动力学、纳米光学、传感器以及医学诊断与治疗等研究领域具有极为广阔的发展应用前景。因此,基于纳米材料的光学检测平台的建立对于 POCT 的快速发展提供了新的思路。

基于金属纳米材料不同寻常的光学特性,越来越多的科学研究者对金属纳米材料展开深入研究。目前受到广泛关注的金属纳米材料有:金纳米粒子、银纳米粒子、金银复合纳米粒子、量子点、二氧化硅纳米粒子等。以金纳米粒子为例,它合成方法简单、成本低、比表面积大、生物分子的兼容性良好并且稳定性较强,而且随着粒径的改变能够呈现出不同的颜色变化,可以通过肉眼观察。在光学特性方面,其具有灵敏的粒子间距离光学特性、在表面等离子体共振中具有较大的消光系数,对拉曼报告分子具有高效的信号增强能力并且具有较强的荧光猝灭性质。此外,金属纳米材料还可以用于构建等离子共振传感方法。不同于传统的等离子共振技术,其可以通过微纳加工技术加工得到纳米阵列结构,具有非常高的折射率敏感度,器件共振波长偏移引起的颜色改变,一般能够直接被肉眼观察到,无须精密的光学部件。因此,利用纳米金颗粒等纳米结构在光照激发下产生的局部等离子共振现象,可以构建纳米传感平台用于化学和生物的传感检测。基于上述特异性光学性质,不同的金属纳米材料被广泛应用于催化、感光、医学免疫、离子检测等诸多领域,有效促进了生物和化学传感领域的新发展。

近年来,国内外的研究者已开始将基于纳米材料的检测用于病原体、生物标志物的目标分析物的快速现场检测。并且,基于纳米材料的传感技术由于其拥有的易于操作、修饰等特性,可以与智能手机相结合。利用手机摄像头捕获传感信号,并通过手机 App 分析给出定量检测结果。如图 2-47 所示,利用手机的光学检测能力及纳米量子点构建的光学传感器实现了对病毒基因序列的检测。随着纳米材料性能的不断提高,为这种基于纳米材料特性的纳米光学传感技术在未来家庭和基层医疗机构的 POCT 应用提供了良好的基础。

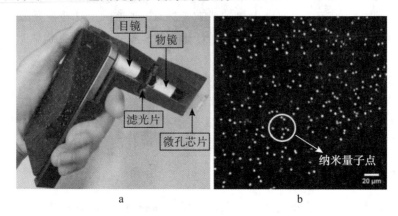

图 2-47 基于纳米量子点的光学传感检测。a.手机光学检测系统;b.光学检测信号

总之,纳米材料凭借其优越的电化学、光学特性,已经被应用到不同传感器的构建当中。此外,研究开发基于微纳米传感技术的小型移动式医疗服务装备,能对常见病、多发病进行定时、长期连续监测,从而可以显著降低医疗费用的支出和有效配置医疗资源,对于开展社区与基层医院的疾病防治工作具有重要意义。

六、总 结

生物传感器是一个多学科交叉的高新技术领域,本文仅对目前较为成熟的几种生物传感技术以及 PVDF 在 POCT 中的应用进行了介绍。伴随着生物学、材料学、光电技术等相关学科的高速发展和实际的迫切需要,生物传感器的研究和应用会不断更新,未来的生物传感器将朝着微型化、低成本化、实用化、智能化等方向发展。

第六节 影像技术

多年来,医学影像技术在改善医疗保健中一直发挥着至关重要的作用。超声成像,X 射线成像,磁共振成像(MRI),计算机断层扫描(CT)以及核素成像,如单光子发射型计算机断层成像(SPECT)和正电子发射型断层成像(PET)等一系列医学成像技术,已广泛应用于许多疾病的诊断和分期,其中包括心血管疾病和癌症——两大世界范围内导致死亡人数最多以及引起越来越多的慢性疾病患者的主要原因。这些医学影像技术可以结合起来为临床医生提供早期有效的诊断,疾病的分期,治疗方案的制订和监测提供结构和功能方面的数据。

然而,目前这些医学成像的技术手段大部分集中在放射科进行,这就要求使用这些医学成像设备时必须预定且有计划性安排,要求有相关需求者或患者能够按时去放射科。对于所有人特别是紧迫的患者,会造成诊断和决策方面的耽搁,少则数小时,多则可能数天或者数周。另一方面,对于一些患者来说,如在重症监护病房(ICU)的患者,将他们转移到中心放射科本身就有很大的风险。

本节主要研究当前医学成像模式以及其在现场快速检测中潜在的适用性,比如是把医学成像设备运送至患者所在的病房,而不是将患者转移到设备所在的地方。除此之外,还需要将医学成像设备所获得的第一手影像信息与其他临床数据进行及时恰当的整合,使得临床医生能够根据得到的特征信息尽快地做出医疗决策。由于访问,处理和解释这些医学影像设备产生的大量数据比较复杂,故关于影像的临床决策支持(clinical decision support,CDS)也尤为重要。

一、成像模式

(一)超声成像

在目前众多的影像模式中,超声成像被认为是运用在现场快速检测中最前沿、成熟的手段,其最常见的运用是胎儿成像。当然,超声成像也被广泛地应用于其他医疗领域,包括心脏外科(尤其是超声心动图)、麻醉科、消化内科、神经内科、妇科、眼科以及泌尿外科。如果从谨慎合理安全的角度,超声诊断通常被认为是最安全的成像手段,对患者和操作人员基本上本没有风险。

超声成像是通过小型的手持超声探头发射具有超声能量的短脉冲(通常的音频范围为 $2\sim18MHz$)到患者体内几厘米的组织深度内。当超声短脉冲遇到人体组织密度(即声阻抗)的改变时会部分地反射回去,例如在内脏器官的边界之间。而反射回来的回声会被超声探头采集到,探测超声脉冲与反射波之间的时间间隔。这些被测得的时间周期,与反射波的幅度一起用于构建 2D 或者 3D 的内脏器官图像。超声可以检测非常小的结构,甚至单个的血红细胞。而用频率变化(多普勒频移)声波去冲击移动的粒子可以应用于流量的测量,如测量心脏或主动脉的血流量。

现如今最新的超声换能器和波束形成技术允许可以在任意三维空间内捕捉实时的活动影像。例如,三维经食管超声心动图(3D transesophageal echocardiography)已经应用于手术室内对复杂心脏缺陷的评估和诊断晚期的瓣膜病。三维实时成像超声在提高微创针导航准确性中具有潜在的用途,如肝脏活组织检查或局部麻醉。

超声诊断设备已经做得比较便携,即使高度复杂的系统也能够用小推车进行运输,如图 2-48a 所示。手持便携式系统也很常见,而且成本相对较低,比手机稍大的使用电池供电的系统已经在市场上销售了,如图 2-48b 所示。这些手持便携式的超声设备在现场快速检测中可以对快速的诊断有一定的作用。

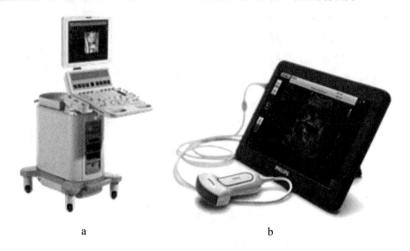

a   b

图 2-48   a.飞利浦 HD15 超声系统;b.飞利浦 VISIQ 超声系统

(二)X 射线成像

X 射线成像的历史可以追溯到 1895 年,威廉·伦琴展示了他妻子手骨的 X 射线照片。它是一个关于投影原理的简单运用,将宽束 X 射线源放置在身体一侧,X线接收机(以前是使用一张胶卷,现在普遍使用的是数字 X 射线检测器)放在另一侧,接收器获取的 X 射线的强度取决于 X 射线通过组织被吸收的程度,从而通过接受的 X 射线强度就可以构建出组织的内部结构。该技术主要缺点是通过致密组织,例如骨头会掩盖掉较软组织的细节。但尽管如此,由于其简单性和低成本,X射线成像是用于大范围患者检查的主要成像方式,同时也运用在使用频率非常高的牙科现场快速检测中。

由于驱动 X 线管所需的高压电源供给系统的设计改进,医用 X 线机设备已在尺寸和重量上有所减小,使其在患者床边使用时可以用一个小推车轻松运送。对于牙科的 X 线机来说,由于其 X 射线剂量较低,设备外形可以做得更小。然而,对于其辐射影响仍然是一个不能解决的问题。

(三)计算机断层成像

计算机断层扫描即 CT 是 X 射线成像的一个拓展,在一次扫描中可以从不同角度捕获多幅 X 射线图像。通常装置被设计成沿患者头到脚所在的轴线上的环形腔,多个 X 射线源及其对应直径上的接收器的组合。在一次旋转中通过对获取的成像角度和用 X 射线成像得到的软组织对比度的计算机分析得到一个二维的"人体切片"图像。而通过移动扫描仪可以获得多幅这样的二维图片来得到一幅三维图像。为了加快扫描速度和提高分辨能力,目前大多数 CT 扫描仪在一次旋转中同时获取多层图像,目前最高为 256 层,如图 2-49 所示。

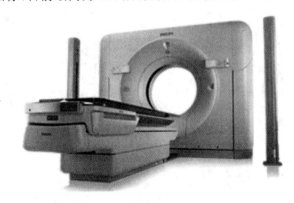

图 2-49 典型的 CT 扫描设备(飞利浦 Brilliance CT Big Bore)

因为需要对 X 射线进行屏蔽以最大限度地减少不必要的 X 射线影响到患者和操作人员,做全身扫描的重型 CT 设备通常需要固定安装在放射科。但是,对于只需要扫描患者头部或者肢体的小口径 CT 设备现在已经能够安装在轮式平台上,在医院中进行实时运送,使得其能够在现场快速检测中发挥作用。(半)便携式 CT 在重症监护中具有一定的适用性,例如可以消除不得不依靠生命支持设备或检测系统的患者移动不稳定的高度风险。除此之外,也可以应用在"决策时间"和"治疗时间"非常紧迫的情况下,如出血性和缺血性中风的即时诊断。根据北岸医学中心——塞勒姆医院(Salem,MA,USA)最新的一项研究成果表明,在医院急诊室使用便携式 8 层头/颈部 CT 扫描仪可以提高在 3h 内接受生命急救溶栓治疗脑卒中患者 86% 的存活率。

现如今 CT 设备的价格已经大幅度下降,一些医院在他们的急诊室安装了大型的 256 层固定 CT 扫描设备,以便利用其卓越的全身成像能力。

(四)磁共振成像

与 CT 相比,磁共振成像即 MRI 提供了更好的软组织对比度,因此广泛地用于软组织的结构成像,例如,肿瘤学、心脏学和神经学领域,如图 2-50 所示。除了解剖学信息,MRI 还可以提供重要的功能性信息,例如血流量、扩散或者灌注的测量。虽然其利用的强磁场确实限制了医疗工具和植入装置(如起搏器)在 MRI 扫描设备附近的使用,但是其优点是不使患者或者操作人员暴露在电离辐射中。

MRI 运用的原理是氢核(质子),主要存在于含有水分子组织中的身体中,具有固有的磁矩,使之对准到一个强有力的外部施加的静磁场,从而产生净磁化。而

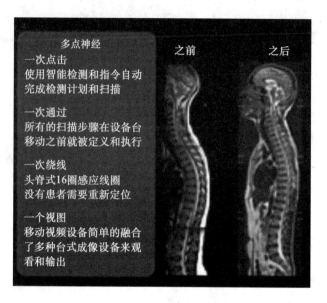

图 2-50　典型 MRI 图像(引用于飞利浦官方网站)

时变磁场,由射频线圈产生并以垂直状态施加给对象。当射频脉冲被去除,氢核松弛并返回到对准的磁场并在这样的状态下发射可检测的射频信号。对于不同的空间位置,信号衰减(即所谓的"弛豫时间")的时间不同,磁共振成像扫描仪具有附加的梯度线圈用以产生磁场梯度,在静态磁场的 X 分量产生线性变化。通过扫描仪与患者的移动相结合,二维或三维的解剖图像可以从所接收的射频信号中重建。

由于 MRI 扫描仪需要高磁场强度,它们通常采用必须用液氦冷却到低温下的超导电磁体,与这些线圈相关的磁性材料使机器变得非常沉重。此外,磁共振成像设备通常需要在射频屏蔽室(法拉第笼)操作来消除外部射频干扰。其强大的磁场也会造成安全隐患,因为靠近机器的任何松动的磁性物体很容易加速变成放射学和心脏病学的弹道导弹。然而,具有有限视野的 MRI 设备的尺寸和重量,例如,那些用于四肢成像的特殊设计的设备,已经减小到能够(半)便携式的状态。

即使全身 MRI 扫描仪可能有一天也会被降低大小比例,常规的 MRI 设备仅需要产生一个均匀的磁场,就能够发射出一个具有足够振幅的磁共振信号通过相关的区域,并能通过相关电流检测技术检测到。然而这些新型的检测技术,例如,拥有能够使磁场强度减少很低的具有极高灵敏度和准确度的超导量子干涉仪或原子磁力计应用在商用临床成像设备还需要时间。

(五)正电子发射断层成像和单光子发射型计算机断层成像

核素成像包含 γ 相机、PET 和 SPECT,它们都是依靠注射到人体血液中的放射性同位素衰变的方式产生图像。γ相机可对脏器进行静态或动态照相检查,动态照相主要用于心血管疾病的检查。SPECT具有γ相机的全部功能,又增加了体层成像功能,明显提高诊断病变的定位能力,加上各种新开发的放射性药物,从而在临床上得到日益广泛的应用。同位素标记法通过特殊的分子配对追踪被同位素标记的人体的生物分子,从而使得PET和SPECT捕获功能信息,例如人体组织葡萄糖摄入量的空间尺寸的测量。

在PET中,放射性同位素发射的正电子发生碰撞和湮灭。产生一对传播方向相反的γ射线,每对γ射线被在环形圆周上的光电扫描装置检测到。由于两条γ射线180°分离,探测设备可以选择γ射线在放射性衰变的同时建立一条直线。通过分析这些不同的衰变过程中的产生的直线,就可以描绘出一幅二维的放射性示踪剂的空间位置图像。通过移动患者经扫描仪孔还可以构建三维图像。最新的飞行时间法PET扫描仪可以测出两条γ射线到来之间的不同,计算出衰变发生的位置。这种飞行时间法在减少图像噪声,提高检测灵敏度和图像清晰度等的作用很显著。然而,在三维成像方面,PET还是明显地落后于CT和MRI成像技术。

SPECT使用放射性同位素发射的γ射线对简单的2D图像进行基本的扩展。不同的是SPECT可以从不同的角度同时获取多幅2D图像而且使用层析成像的方式(类似于CT)将这些图像重构成3D图像。

根据它们在现场快速检测中的应用来看,所需要用到的放射性同位素衰变太快是个很严重的缺陷。PET检查使用的放射性同位元素由炭素、酸素、氮素所构成。跟我们的身体相关的很多物质都能跟放射性同位元素结合。尤其在PET中,所使用的同位素半衰期相当短(一般使用的^{18}F-FDG氟代脱氧葡萄糖的半衰期只有110min),因此在使用之前必须用昂贵的回旋加速器生产这些放射性同位素。而且,由于放射性物质需求量的控制,限制了其在医疗中心和研究机构的使用。

(六)光学成像

光学诊断成像是一种利用经红外光和可见光照射的生物体组织产生的光的反射、吸收、散射成像方式。由于红外光和可见光在生物组织中会很快地衰减,因此光学成像被限制在近皮肤表面、管腔以及接近成像探针的地方使用。由于红外光在组织中的衰减明显低于可见光,因此光学成像的"光学窗口"一般是在650~1300 nm。

光学成像已经运用在临床脑部活动成像上,用于探测各种脑部化学物质的变化和某些神经活动之间的联系。其光源是常规的高速红外半导体激光器,探测设备是常规的光电二极管。通过使用相干光源(激光)以及相位相干技术来获取更细节的图像。

事实上,光源和探测装置都是低功耗的固体设备,这就意味着光学成像设备有着低价便携的可能性。因此,光学成像可能会由于血红蛋白和脱氧血红蛋白对红外光的吸收不同将在临床现场快速检测上被更多地使用。像红外热成像仪已经被有效地应用于辅助乳腺病理诊断和灾区伤员伤检分类上。

综上,几种成像技术的比较如图 2-51 所示,光学成像深度最浅,但分辨率高。磁共振成像技术分辨率最差,但其成像深度很深。

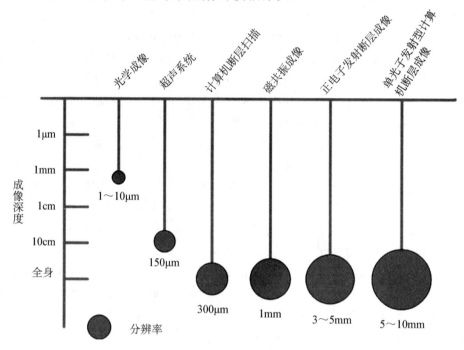

图 2-51　成像技术典型的分辨率和成像深度比较

二、患者身边决策

临床诊断的目的是帮助制定患者身边医疗决策,这就意味着没有检验系统的帮助,在现场快速检测中临床医师的价值将会大大受限。但在许多情形下设备给出的数据比起直接相关的第一手的信息不可靠一点,设备的数据对制定患者详细决策的相关性是有争议的。

在做医疗决策时,现在的临床医师所面临的最大挑战是如何理解所涉及的大量的相关数据。更好地认知疾病的关键性机制就是不断地增加手头的生物医学信息,包括不同疾病子类型的知识。不断发展的蛋白质学和基因学,以及高灵敏度、高分辨率的分子成像技术使用分子探针对具体生物分子或路径成像,可以清楚地观察到个体化患者的疾病发展。除此之外,新的个性化的药品和医疗程序的发展增加了治疗方式的选择。

尽管个性化的医疗和药品或许能从根本上起到良好的治疗效果,但是个性化治疗需要非常多的信息数据量为临床决策过程带来了麻烦。尤其在需要快速做出决定的情况下,患者身边决策制定结合现场快速检测是具有非常好的前景的原因之一。

三、临床决策支持

计算机辅助临床决策支持(CDS)被认为是帮助医生使用成像数据的最有前途的方式,和其他的生物医学信息一起可以帮助解决问题和制定临床决策。然而,为了确保 CDS 系统能连续地实现最佳经验的治疗,就必须在临床专家的指导下结合最新的临床试验结果情况下进行发展和维护。最后,CDS 系统还需要使用它的人进行评价,把它用在现场快速检测的包括护理人员、实验室技术人员、药剂师以及临床医师。为了实现 CDS 的广泛采用,CDS 系统必须满足可靠、精确的关键需求,收集足够的临床证据。除此之外,CDS 系统不仅需要植入到临床医生要考虑的工作流程里,更要以一种开放的方式平顺地参与到高度个性化的患者床边决策制定。

涉及现场快速检测医学成像,假如能和更广泛的系统联系起来,以及和具体患者健康状况相关的更多信息而不仅仅是图像数据的联系,CDS 能实现全部的临床价值。CDS 也应该能够顺利及时地和其他数据整合以便临床医生做出准确迅速判断。

根据具体的疾病和护理,患者身边决策制定必须包含全方位的信息,ICU 病房的监测数据,从患者健康档案和人口统计联系到特殊患者数据或者从而进行先进的诊断和病症数据的分级。依靠最初的病情判断,分析个性化的患者和患者群体的历史数据。最初,患者身边决策制定很可能聚焦在并没有明显的疾病或者在疾病进展中,例如,给 ICU 脓毒症患者提供早期预警。

一个理想的 CDS 系统可以回答问题,帮助做决策,优化医疗进程和临床医师工作流程,监视检测存在的状况,使临床医师的注意力集中在重要信息上。医学图像和许多现场快速检测途径的不同之处是医学图像需要占用大量的运算资源和通讯带宽来推进、分析、解释它。

为了克服主观诊断带来的影响,CDS 系统在医学成像方面需要利用医学影像存储与传输系统(PACS)使临床医生能够看到患者先前的检测图像或者已知结果的相同病例图像。电子健康档案(EHR)或者 CDS 系统的资源信息应该提供这些病情数据给内科医生,从而可以反馈他们选择的治疗方案是否可以达到预期的目标。

四、检验方案

即使得益于 CDS,然而如今的成像形式仍然很大程度上依赖操作经验来获取相关的高质量的图像。如果图像没有达到最佳的标准,随后的 CDS 应用价值将会大大减弱。一方面这种经验需要大量的病例经过解剖得到验证。另外要达到最佳效果就要理解如何操作设备、病理学知识、疾病处理和病理解剖。虽然在基本保健中已有许多 POCT 的运用,但想要更成功地应用在基本保健中,POCT 设备需要自动化,这样在不影响诊断性能的情况下就不那么依赖于经验人员的操作。

一个解决高技能型人员需求量问题的方法就是发展专用的成像设备,实现单次测量和少量相关度高的测量。成像系统的程序化仅需要简单的按钮操作实现专用的任务,而这已经可以实现了。更进一步提高 POCT 的应用,需要整合反馈回路和操作引导以确保更正确的位置和最佳的方式。内部的检查和平衡可确保在偏远地区即使没有那么有经验的人士也能正确地操作设备。

例如在一个专用的 POCT 成像装置中,超声成像探头的设计就需要在颈动脉内膜中层厚度(IMT)检测时能检测颈动脉壁的厚度。美国心脏协会,国家胆固醇教育计划组,欧洲高血压协会已经发布报告鼓励使用颈动脉测试(cIMT)作为连续追踪动脉硬化的协同诊断方式。现在,这种方式已经被超声医生普遍地应用于检测超声检测装备,以定位正确的动脉位置来获取合适的角度。美国心脏协会和国家胆固醇教育计划组指出要重视在测试过程中的精确性和可靠性。不过,这些工作被包含在计算机能力中,在将来,手持超声探头在进行 cIMT 的检测时,在检测之前可以给操作者一个动态的反馈让探头可以准确定位。它甚至可以实现在扫描仪上下载一些应用使之可以进行自动测量。

通过关注这些专用的设备定位在检测上而不是一个成像平台上,这样使用这些设备的将有可能是一个专业不相关的人员。超声和光学成像技术很明显地可以在突破尺寸、重量以及价格需求方面后,成为一个手持型的 POCT 设备,并且得到安全保障。先前提到的这些,在如此多的灵敏的、精确的检测仪器的发展中或许可以将 MRI 送离 POCT 成像的舞台。

五、人群筛选

尽管医学成像形式一开始就被应用在疾病的诊断上,技术发展包含物理尺寸、功耗和使用情况。图像处理把它们的角色扩展到了筛查和无外在症状表现的患者层面上,如常规乳腺癌筛查做乳房 X 线照相术就是一个著名的例子。与新一代的体外诊断检测危险分层相结合,成像系统提供给临床医生图像信息,这样就有可能在患者出现症状之前检测到疾病并实施有效的早期治疗。因此其在改善患者医疗结果方面扮演着重要角色,同时在控制医院收容和长期性疾病的管理费用方面有很大帮助。

在心脏病领域,比如,多于一半的突发性冠状动脉疾病患者的死亡是没有先兆的。除了能够更好地改进诊断方式以便有助于现场快速检测筛选和治疗有急性心脏病的人,对无症状患者的早期观测也有助于阻止此类事情的发生。对于这类患者,POCT 应该着重从医护中转向于全民或高危人群筛查项目上以便被感染的人群能够得到早期治疗或通过改变生活方式来阻止突发性心脏病的发生。同样的情况适用于新陈代谢类的疾病,如 2 型糖尿病。心脏血管和新陈代谢相关疾病医护费用的多少和疾病的积累时间长短有关,所以在疾病的早期进行检测和治疗能够节省大量的社会资源和医疗费用。至于哪些人群需要筛查,POCT 主要面临的挑战是提供测试或测试的组合,这些测试组合要能够提供更有意义的结果预测,而且要保证测试的次数要少。

此外,用于筛选项目的 POCT 所耗费用应该降低到一个水平,这些项目从大量的人群里筛选能证明临床优势。就成像而言,低剂量 CT 和超声波结合心电图、血压和生物标记测试一起对心脏病筛查来说是最具优势的,因为它们的花费相对较低。

图 2-52 显示了保健周期内成像方式的用途,表 2-5 给出了现场快速检测成像潜在应用的一些实际应用例子。

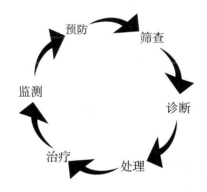

图 2-52　现场快速检测医疗成像应用在保健周期的几个环节

表 2-5　一些最近关于超声波现场快速检测的应用

临床环境	应用
初级保健	门户静脉系统动脉瘤
初级保健	下腔静脉直径的鉴别,心血管疾病检测
初级保健	儿童胆囊炎的检测
急诊室	儿童先天性幽门狭窄的诊断,脾胃出血等
急诊室	组织炎症辨别,儿童肺炎
急诊室	肺栓塞,阑尾炎
特护病房	颅内血压
特护病房	心血管监护,急救方面等
医院,其他环境	地震损伤类

六、总结与展望

技术的进展能够减少成像设备的大小、重量和能耗,会改善当前受放射学限制的形式,让成像设备更加接近患者的床边。同样重要的是这些新设备的连通性和计算机能力的改善将会使得从集中的患者信息系统和基于网络诊断资源的更多信息传输方便。

由于装备了高质量的解剖学和功能图像信息,加上最新的患者数据,最优化的诊断知识,和现场计算机操作的临床决策支持,医学工作者应当能够做出快速、明确、有理有据的判断和决定。这种技术不仅能用于在时间紧迫的情况中改善患者的病情,如外伤治疗,也能够用于为许多疾病减少从诊断到治疗的计划时间,变成只需要一次的就诊就完成。一种新的全自动详细测试设备的时代是确保诊断精确性的高技能的 POCT 的成像,且可以允许适用患者群体和全部的人群筛查的高速成像。

第七节　微流控芯片技术微型全分析系统

POCT 诊断系统,可以由非专业人员在患者现场迅速提供体外诊断结果,例如医生的办公室、现场、家里、救护车上或者医院。目前,POCT 系统应用最为广泛的是采用电化学检测的血糖试纸用于糖尿病检测,和基于免疫层析技术的 hCG 试纸用于怀孕的自测。

自 Manz 等 1990 年首次提出微型全分析系统概念以来,微流控芯片技术得到迅速发展。微流控芯片技术是在分析化学、微机电加工(MEMS)、计算机、电子学、材料科学及生物学的基础上发展起来的。相对于毛细管而言,微流控芯片具有上样量更少,进样方式更加智能化,分离时间更短等优点。

20 世纪 90 年代中期,美国国防部对士兵个体生化自检装备的手提化需求催生了世界范围内微流控芯片的研究;在整个 90 年代,微流控芯片更多地被认为是一种分析化学平台,因此往往和"微全分析系统"(Micro Total Analysis System,u-TAS)概念混用。因此,原则上,微流控芯片作为一种"微全分析"技术平台可以应用于各个分析领域,如生化医疗诊断、食品和商品检验、环境监测、刑事科学、军事科学和航天科学等重要应用领域,其中生物医学分析是热点。

2006 年 7 月 Nature 杂志发表了一期题为"芯片实验室"的专辑,从不同角度阐述了芯片实验室的研究历史、现状和应用前景,并在编辑部的社评中指出:芯片实验室可能成为"这一世纪的技术"。至此,芯片实验室所显示的战略性意义,已在更高层面和更大范围内被学术界和产业界所认同。

POCT 可直接在被检者身边提供快捷有效的生化指标,现场指导用药,使检测、诊断、治疗成为一个连续过程,对于疾病的早期发现和治疗具有突破性意义。POCT仪器发展趋势应是小型化、"傻瓜"式,操作简单,无须专业人员,直接输入体液样本,即可迅速得到诊断结果,并将信息上传至远程监控中心,由医生指导保健。目前,市场上有多种即时诊断方法,简单的流动测试工作没有流体管理技术,而当测试复杂性增加时,微流控技术是必要的。微流控芯片所具有的多种单元技术在微小可控平台上灵活组合和规模集成的特点已使其成为现代POCT技术的首选,经过近年的发展,已涌现了一批微流控芯片POCT产品在蛋白诊断、细胞诊断、核酸诊断和代谢物诊断的成功案例。

微流控芯片技术应用于POCT领域,有着独特的优势:①可以实现试剂和样品的低消耗,大大降低试剂成本;②可以实现系统小型化和集成化,便于携带和现场快速检测;③可以实现复杂的体外诊断流程自动化;④微流控芯片技术结合荧光标记技术可以提供很高的灵敏度;⑤可以实现快速分析和诊断,减少时间。

一、微型全分析系统

微型全分析系统或称芯片实验室(Laboratory-on-a-Chip,LOC)是一个跨学科的新领域,其目标是通过分析化学、微机电加工(MEMS)、计算机、电子学、材料科学及生物学、医学的交叉实现化学分析系统从试样处理到检测的整体微型化、自动化、集成化与便携化。40年前微电子技术在信息科学的发展中引发了一场革命,并对20世纪的科技发展起了重要的推动作用。最近的发展表明,90年代初提出的以微电子加工技术为依托的微型全分析系统,预计在未来10年内也将对分析科学乃至整个科学技术的发展发挥相似的作用。它不仅可使珍贵的生物试样与试剂消耗大大降低到微升甚至纳升级,而且使分析速度成十倍、百倍地提高,费用成十倍、百倍地下降,从而为分析测试技术普及到千家万户,实现分析实验室的"家庭化""个人化"创造了条件。微流控分析(microfluidic analysis)是微型全分析系统的主要组成部分,而将化学分析的多种功能集成在邮票大小的芯片上的微流控芯片(Microfluidic chips)又是当前最活跃的发展前沿,代表着21世纪分析仪器走向微型化、集成化的发展方向,已成为国内外许多著名实验室的奋斗目标。

二、微流控芯片简要发展史

微流控芯片是20世纪90年代初、中期主要在分析领域发展起来的,它以分析化学为基础,以微机电加工技术为依托,以微管道网络为结构特征,以生命科学为目前主要应用对象,是当前微型全分析系统领域发展的重点,是在微米级尺度空间内对微升、纳升体积的流体进行精密操控的器件,整体构造在硬币大小。自诞生以来,微流控芯片以灵敏度高、效率高、试剂消耗量低、环境友好、便携等优势,广泛应用于医学、生物学、化学等领域,曾被Nature专刊誉为"这个世纪的技术"。

　　微流控技术代表着分析检测手段的微型化、集成化和试剂用量的经济化。当前,通过集成多种微米级组件,微流控芯片可实现例如温度调控、纳米粒子合成、分子探测、细胞操纵等多形式实验过程。从加工技术的角度上分析,是微纳加工技术的持续发展推动了微流控芯片的快速进步。

　　1. 多功能微流控细胞分析及细胞操控技术　　20世纪90年代微电子加工技术成功移植到芯片制作当中,此后的20年间,伴随着各类芯片制作工艺的成熟发展,例如激光内雕、3D打印以及离子刻蚀,芯片制作向着精细化、复杂化以及立体化不断发展,同时带动了众多新型芯片制作材料的不断涌现。微流控集成化特征表现为其功能在空间上的高度集中:在面积为数个平方厘米的芯片上可以同时实现药物浓度梯度设置、细胞在线培养以及代谢物富集等功能。此外,与微流控技术联合使用的检测手段丰富多样,既有集成在芯片上的电化学或生物传感器,也包括各类外接检测器,诸如质谱与荧光显微镜等实现待测物质分析。功能的高度集成和在线检测方法很好地回避了分步操作中样品损失的问题,而尺寸的微型化进一步降低了对试剂和样品用量的要求,这便是微流控技术在试剂用量上的经济化特征。当然,对处在飞升级别的单细胞内容物而言,如何使用微流控技术实现多组分背景下的痕量分析仍然是个巨大的挑战。目前,通道尺寸在亚微米乃至纳米级别的纳流控技术已经受到了越来越多的关注,并且在单细胞乃至单分子分析上表现出巨大的潜力。多功能微流控细胞分析平台见图2-53。

　　由于微流控芯片小到微米尺度的通道及发展出的多种流体控制部件,赋予了芯片强大的流体和对微小物体的操控能力,使得微流控芯片成为精确调控细胞培养环境的强大工具。微流控芯片上常见的流体控制部件包括微阀、微泵与流体混合单元,此外各种各样的浓度梯度产生装置为研究细胞的药物刺激行为和趋化特性提供了强有力的工具。细胞的分离和捕获在临床中具有重要的应用价值。微流控芯片上对不同种类或者处于不同分裂周期的细胞进行分离,既可以采用区分细胞间流体力学性质差异的物理方法,也可以与特异性化学识别的探针结合对特定细胞进行标记甚至直接捕获。Lee等提出了一种具有规律性宽窄变化的齿状流体通道,在流体作用力下,癌细胞和血细胞的运动轨迹发生分离(图2-54a)。该方法不需要稀释步骤可直接对血液样品进行分析,通量达到每分钟1亿个细胞。此外在已报道的工作中,细胞的分选常通过免疫荧光探针标记以及微流控液滴技术实现。对细胞进行捕获和操纵是构建芯片上精确调控的细胞培养模型的必要条件,也是实现单细胞分析和构成细胞观测平台的重要要素(图2-54c)。微流控技术的发展提供了许多细胞操控的典型策略,如借助于微流控芯片通道中特定形状的突起可以便利地实现细胞的捕获和定位。Zhang(图2-54b)等在这个思路的基础上设计了一款可以移取单个细胞的移液器,通过在液流通道中设置不同数量的细胞截获位点,可以实现自然数个细胞的移取。在另一篇已报道的工作中,研究人员还

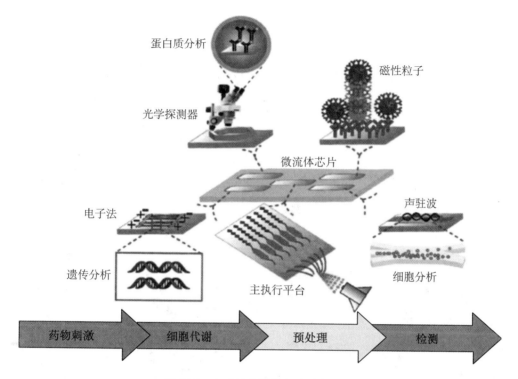

图 2-53　多功能微流控细胞分析平台

利用多个声波源在芯片表面叠加形成的振动势阱对细胞进行了定位排布(图 2-54d)。

2. 芯片器官　当下微流控芯片热门的应用方向之一为芯片器官。利用微流控芯片强大的控制能力,将细胞的化学环境、物理环境以及多种细胞共同培养的模型进行整合,在芯片上构建出与体内的真实组织或器官结构上相似,功能上相近的人造"组织"或"器官"的技术称为芯片上的组织器官工程或"芯片组织(器官)"。芯片器官模型研究的最终目标是达到组织工程的高度。当然这一新兴领域目前还处于摸索的阶段,相当一部分的"芯片组织(器官)"的功能模拟只是初步水平。要想实现真正"器官"级别的体外模型构建,需要解决的几大基本问题包括:体细胞稳定的获取来源,合适的可降解生物凝胶,更加精细的细胞定位手段以及体外组织器官中血管网络的形成方法等。伴随着相关技术的发展,特别是当前热门的组织器官打印技术,以及人们对细胞生物学的认识不断加深,相信这一领域的科学突破即将到来。

3. 基于微流控芯片的微生物检测　微流控芯片的最大优点是在微小的空间内对样品进行预处理、反应或分析的过程,从而达到集成的功能。利用微流控芯片可以快速分析微生物的生物学特征,对微生物的检测有着十分重要的意义。Wang

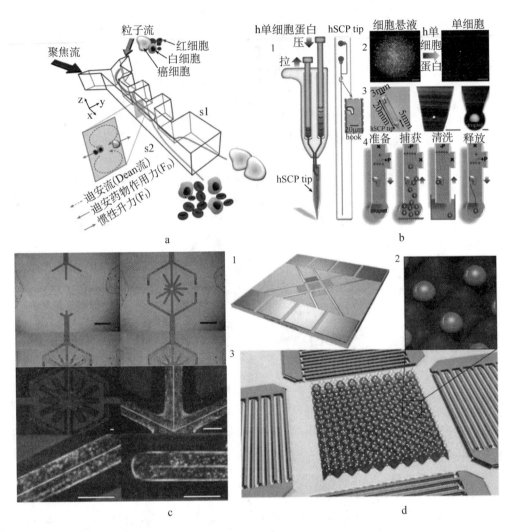

图 2-54　a.通道变化进行 CTC 细胞的分离；b.单细胞移液器；c.微流控液滴分选板；d. 多孔声波细胞分离器

等将通过 CdSe/ZnS 量子点标记的鼠伤寒沙门菌,在一个多通道的微流控芯片系统中,由发光二极管进行荧光检测,由 CdSe/ZnS 作为荧光标记点,提高了检测的灵敏度(图 2-55a)。这种微流控芯片由 12 个样品通道、3 个混合区和 6 个免疫反应区组成,利用免疫反应,通过荧光检测,检出限为 37CFU/ml。这种在线标记的原位荧光检测的多通道微流控芯片已经成功应用于猪肉样品中的鼠伤寒沙门菌的检测。微流控芯片可以作为一种微型实验室对微生物进行检测,如 RAFAL(图 2-55b)等利用微流控芯片对多种病原菌进行检测。通过微流控芯片进行 DNA/

RNA 的提取,实时荧光 PCR 的检测,将微流控芯片设计成一个小型的可移动的实验室。这种芯片应用了新的光学检测方法。微腔的设计以及多个微腔,满足多个样品同时检测,具有高效、节省样品、便携等特点,并且成功地应用在检测沙门菌、霍乱弧菌等致病菌当中。

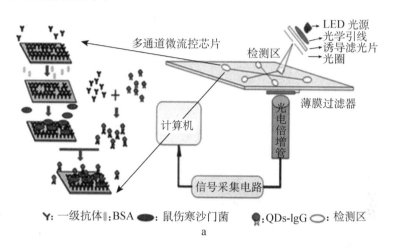

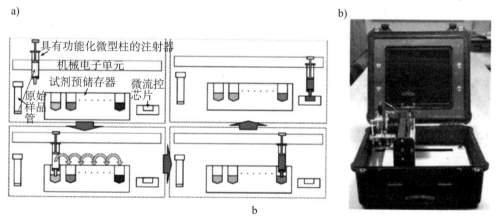

图 2-55　基于微流控芯片的微生物检测

三、微流控芯片应用

下面我们从几个方面来介绍微流控芯片系统在 POCT 中的应用。

(一)蛋白质检测

蛋白质是现场快速检测生物标志物的主要领域,因为它们常常揭示特定疾病的存在或状态,而且这些疾病都是需要及时诊断的。检测靶向蛋白最常用的方法就是免疫分析,基于抗原与抗体的特殊识别,它采用抗原与抗体的结合反应,形成一种高特异性和灵敏度的分析。

相比核酸的检测(它要经过细胞裂解、核酸纯化及 DNA 扩增),蛋白质的免疫检测相对简单和快速。基于此原因,所有的侧向流分析蛋白质检测都基于免疫分析。正是免疫分析的广泛应用,文献报道了大量的基于生物芯片系统的免疫分析。在众多有关蛋白质免疫检测的报道中,本章节将重点关注它们在现场快速检测诊断中的应用。

Alere Triage 系统是商业化最成功的现场快速检测免疫系统之一,如图 2-56 所示。Triage 检测卡采用与侧向流层析一样的工作原理:样本中的靶向抗原先与标记抗体结合,然后抗原抗体反应复合物流过检测区与预先固定的捕获抗体发生结合。

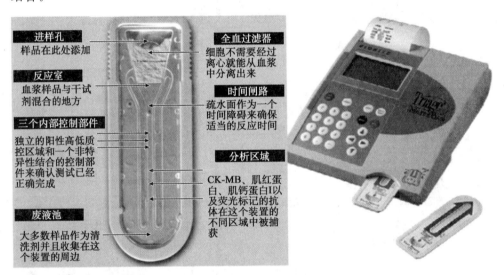

图 2-56 Triage 现场快速检测免疫分析系统(引自 Clark TJ,McPherson PH,Buechler KF. The Triage Cardiac Panel[J]. Point Care,2002,1:42-46.)

与传统的侧向流分析相比,Triage 板条的主要改进是:利用聚合物微流体代替硝酸纤维素膜。批间差异性更小的聚合物能够提供更高重复性的分析性能。通过纤维结构可为 Triage 板条提供层析动力。利用一种空间疏水区(Timegate),Triage 板条克服了侧向流分析的缺点-样本与检测抗体的孵育时间不可控。"Timegate"减缓样本的流速,提高与检测抗体的孵育时间。它利用荧光染料作为标记物,取代传统的胶体金颗粒。所有的这些特征使得 Triage 板条以定量的方式提高分析性能,产生高的重复性和灵敏度(文献报道急性心肌梗死的全血检测结果:cTnI,灵敏度为 98%,特异性为 100%;CK-MB,灵敏度为 95%,特异性为 91%;肌红蛋白,灵敏度为 81%,特异性为 92%)。

Triage 板条为现行基于生物芯片系统的即时免疫诊断的主要特征树立榜样,特征如下:①液体以可控的速率自动层析,低的诊断成本(通过去除主动的泵和液体控制阀门,板条或分析仪简单化);②使用低成本、可大量生产、批间差最小的材料作为基底,例如热敏性塑料,而不是硅材料、玻璃或者批间差大的硝酸纤维素膜;③最小限度的用户干预,例如样本处理、用离心管装液体质控及试剂;④至少 30min 的快速分析时间;⑤可与台式操作系统的分析结果进行对比;⑥简化的分析仪。

对 Triage 板条应用类似的工作原理,IBM 的 Gervais 和 Delamarche 利用硅材料和硅氧烷材料,实现一种微流控芯片,如图 2-57 所示,它们融合捕获抗体和标记抗体,控制样本流动速率来延长孵育时间,在毛细作用下自动流动,应用荧光染料作为标记进行定量分析。因此,在人血清中,它检测 CRP 的灵敏度为 1ng/ml,对心肌梗死的诊断有很大帮助。利用硅氧烷材料可能会阻碍它的商业化,因为硅氧烷材料很难大规模生产。此外,为了全面评价其性能,全血样本的分析结果、捕获抗体的稳定性及亲水表面修饰需要进一步探讨和表征。

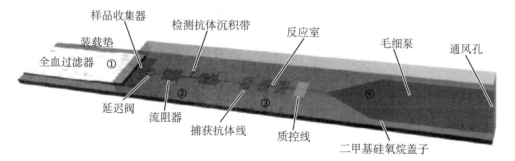

图 2-57 一步法现场快速检测芯片(毛细作用来自硅基质和聚二甲基硅氧烷的组合)(引自 Gervais L,Delamarche E. Toward one-step point-of-care immunodiagnostics using capillary-driven microfluidics and PDMS substrates[J]. Lab Chip,2009,9:33303337.)

如图 2-58 所示,加利福尼亚理工学院的王教授等发明了一款微流体生物芯片,利用 7 μl 的全血,能检测多种靶向蛋白。同 Gervais 和 Delamarche 的工作相似,他们已证实一种自动化的带有毛细泵(通过微小的柱子和吸水纸实现)的流动方式。另一个重要特征是将血液过滤器与惯性力相融合。链霉亲和素结合的荧光染料流动后,加入冲洗缓冲液可使芯片通过消除未标记的部分将背景降到最小。同传统的侧向流层析试纸条相比,这种额外的冲洗缓冲液有助于进一步降低背景信号。Gervais 和 Delamarche 已证实,Triage 检测卡和生物芯片,仅仅使用样本就

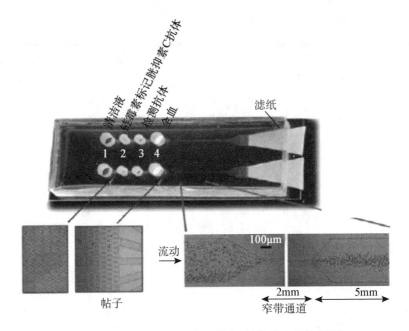

图 2-58　用于多项蛋白检测(7 μl 全血样本)的自供电芯片(引自 Wang J,
Ahmad H, Ma C, et al. A self-powered, one-step chip for rapid,
quantitative and multiplexed detection of proteins from pinpricks of
whole blood[J]. Lab Chip, 2010, 10: 3157-3162.)

可消除未结合的标记物。因此,在全血中,它检测 IL-8 的灵敏度为 20pg/ml,比生产商的说明书要高 15pg/ml。

　　王教授等研究的生物芯片需要试剂的供应去芯片化,插入吸水纸就能产生毛细作用。全血过滤器的更多优化会降低输出信号的差异,它们来自孔道宽度的差异,例如 4 μm 的孔道差异会产生 50% 的信号差异。

　　基于磁微粒领域的简便操作,磁微粒已经广泛地被用作固相表面(固定捕获抗体)或者标记物(连接检测抗体)。

　　如图 2-59 所示,飞利浦的 Bruls 等利用驱动的磁纳米颗粒发明一款融合免疫塑料芯片。他们预先将捕获抗体固定在槽的底部,磁珠标记的检测抗体在槽的顶部储存。当样本进入槽后,复融干燥的磁珠标记检测抗体。基于生物芯片的分析仪融合两块电磁铁:一块在槽的顶部,另一块在槽的底部。使用较弱的磁力可以将靶向抗原与磁珠标记的检测抗体复合物吸引到槽的底部,与捕获抗体发生结合反应。然后,激活槽上部的磁性,去除槽底部未结合的复合物。此时,通过阻挡全部的内部反射,分析仪检测表面的反射光。因此,没有必要进行洗涤。因而,在芯片内部没有复杂的微流体电路系统,仅有一个检测槽,使得芯片更加实用。

他们开展的cTnI的检测限为72pg/ml,有点高于临床值,可在数分钟内完成不稀释的血浆检测。如果加入血浆分离功能,可以避免红细胞的破裂,就可进行全血的检测。

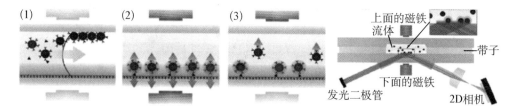

图2-59 带有磁性驱动纳米颗粒及受抑全内反射检测的光磁免疫分析(引自 Bruls DM,Evers TH,Kahlman JAH,et al. Rapid integrated biosensor for multiplexed immunoassays based on actuated magnetic nanoparticles. Lab Chip,2009,9:3504-3510.)

华盛顿大学的Lafleur等发明多通道靶向检测的微流体免疫塑料芯片,主要用于发展中国家。多通道检测可以用于区分临床上症状相似的疾病。图2-60描述的芯片,用多孔的硝酸纤维素膜,获得快速扩散。与其他生物芯片相比较(只能检测抗原),这种芯片还能检测感染疾病早期的IgM抗体。为了检测IgM,这种芯片有额外的样本稀释处理过程,去除血浆中的IgG。保存在芯片里的所有试剂都是干燥的,仅仅需要额外添加样本和冲洗液就可进行分析。

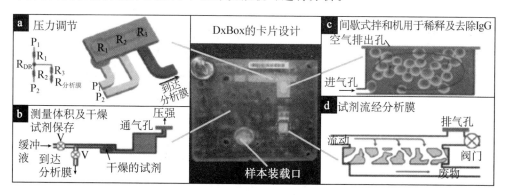

图2-60 多项免疫分析-平行检测抗原和 IgM 特异的疾病(引自 Kai J,Puntambekar A,Santiago N,et al. A novel microfluidic microplate as the next generation assay platform for enzyme linked immunoassays (ELISA). Lab Chip,2012,12:4257-4262.)

辛辛那提大学的Kai等引入一种简单的微流体概念——融合标准的极小-极大的流体界面。图2-61显示微流体的设计以及操作模式。它的工作原理遵循传统的酶联免疫分析、5 μl 的样本和试剂、30 μl 的冲洗液及减少洗涤步骤。这种芯片的主要优点是能够承载多种样本,为极大地提高检测灵敏度提供了一种特殊的方法。此种方法检测人血中的IL4,可以获得小于0.2pg/ml的检测限,而传统的分析检测限为0.8pg/ml。这种芯片所含的所有特殊试剂都是干燥的。捕获抗体预先包被在微流体反应通道上,检测抗体和质控以冻干的形式储存。由于芯片含有质控高值和质控低值,芯片的校准提高了检测的准确性,而其他现场快速检测的芯片通常使用基于批次的校准数据。如图2-57所示,一款自动化的分析仪(例如TROVA)允许液体管理多种分析。然而其他传统的现场快速检测仪器是特定设计的,用于一种或一小部分物质的分析。这种相同的平台可以重新设计,进行多项诊断分析。

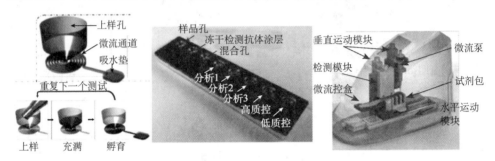

图2-61 基于微流体平台的最优配置(引自Kai J,Puntambekar A,Santiago N,et al. A novel microfluidic microplate as the next generation assay platform for enzyme linked immunoassays (ELISA). Lab Chip,2012,12:4257-4262.)

不同商业化和学术型的免疫生物芯片的规格揭示蛋白质检测的必要特征。一个关键的特征是将用户的干扰降为最小。以一种最简单的形式进行可重复的分析,使得生物芯片和分析仪更令人满意。因而,人们迫切渴望拥有自动化的液体流动设备,例如毛细流动,它能消除芯片上或芯片外的泵、阀门以及生物芯片和分析仪间的液体干扰。

(二)细胞检测

在临床诊断中,各种类型的细胞计数是非常重要的(如白细胞、红细胞、血小板等),因为某种类型细胞超出正常范围的上下限可以指示疾病或者免疫的类型或者状态。虽然血细胞计数目前多在台式血液分析仪中进行,但用微流控芯片系统进行细胞分析的研究也有很多。

加州大学洛杉矶分校的Zhu等开发了一款基于手机的微流控检测系统,如图2-62所示。可用于红细胞和白细胞计数,以及血红素浓度测定,每种测试需要将一个单独的组件安装到手机上,每个组件包含用于检测分析的微流控芯片,并利用手机的摄像头进行检测,采用此系统的检测结果与台式血液分析仪具有很好的相关性。检测结果可以储存在手机上或者传送到中心试验室的服务器上,用于远程诊断或者现场检测。

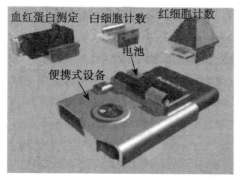
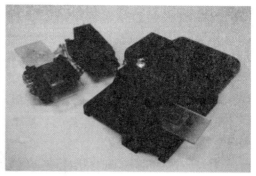

图 2-62　基于手机的血细胞检测系统

加州理工学院的 Shi 等人开发了一种基于微流控芯片的非鞘流式细胞计数系统,如图 2-63 所示,该系统可以对四种白细胞分别进行计数,避免了过多的稀释步骤和鞘流结构,检测效果与 Beckman 的 LH750 相关系数达到了 0.90～0.98。

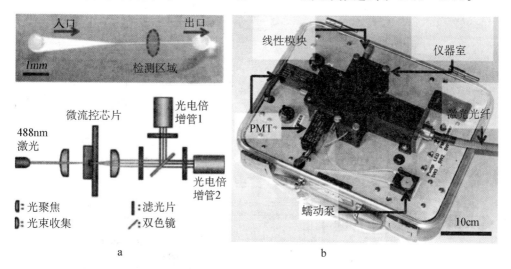

图 2-63　非鞘流式细胞计数系统

Morgan 等设计的细胞微流控芯片通过测定两个电极间的电压和电流的比率来区分不同种类的白细胞。随后他们开发了一个微流控芯片系统,整合了样本处理、红细胞、白细胞、血小板计数以及白细胞分型。芯片包含两个部分,上半部分用于白细胞分型,下半部分用于细胞计数。如图 2-64 所示。

HemoCue 白细胞分析系统是一款商品化的基于微流控芯片的白细胞计数仪。该系统能在 3min 内获得准确的检测结果,白细胞计数范围$(0.3～30)\times10^9$/L,仪器操作简便,如图 2-65 所示,不需要定标和仪器校正,检测样本仅需要 10 μl 毛细

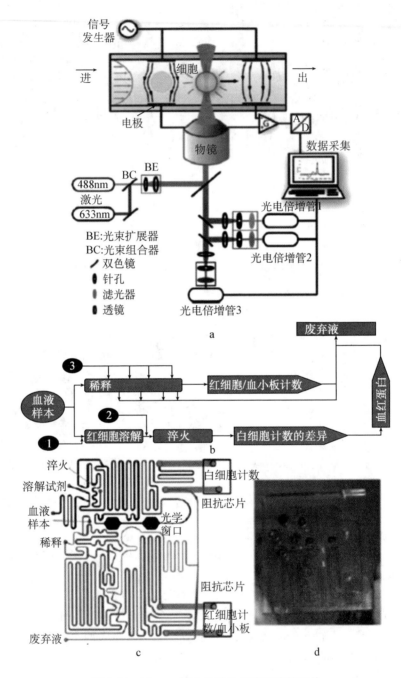

图 2-64　Morgan 等人设计的细胞微流控芯片

管血或者 EDTA 静脉血。其检测结果与希森美康的 XS-1000i 有很好的相关性,相关系数达到 0.99 以上,如图 2-66 所示。

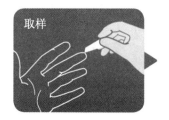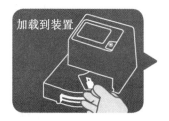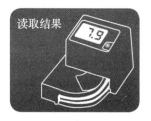

图 2-65　HemoCue 白细胞分析系统操作流程

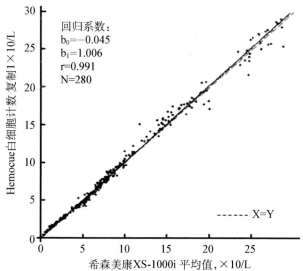

图 2-66　HemoCue 与希森美康的 XS-1000i 比对结果

丹麦 Chempaq 公司的 eXpress 血细胞计数仪(XBC)是世界上第一款 POCT 血细胞分析仪,检测仅需要将一滴血液加入到可抛弃微流控检测卡中,然后将检测卡插入仪器,3min 即可得到检测结果,检测结果包含血红蛋白浓度、白细胞计数及分型、红细胞计数等,可以辅助诊断患者是病毒感染还是细菌感染。

在细胞检测中,还有一些商品化检测系统主要用于测定 CD4 细胞。CD4 细胞监测通常采用流式细胞计数,但其体积庞大且价格昂贵,不利于普及和推广。因此 POCT 产品的开发具有很高的价值,特别是用于发展中国家对 HIV 进行监控。

希森美康-Partec 公司的 CyFlowminiPOC 是一台小型化流式细胞计数仪,可以检测 CD4 的绝对数量和百分比,如图 2-67 所示,可以在偏远地区或者初级卫生中心用于艾滋病患者免疫系统的监控,检测系统每天可以处理 250 个测试。系统采用预先干燥的 CD4 单克隆抗抗体试剂捕获纯化 CD4 细胞,试剂的有效期可达 6 个月,且不需要冷藏运输。但该系统需要操作人员对样本进行多步前处理后才能完成检测。研究表明,此 POCT 系统与参照台式系统的相关系数在 CD4 绝对值及百分比的测定中均高于 0.98。

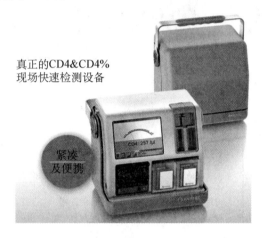

图 2-67　CyFlowminiPOC 小型化流式细胞计数仪

  Alere 公司的 Pima CD4 分析仪采用非流式细胞技术,检测采用一次性微流控检测卡,只需要 25 μl 指尖血液样本或者静脉全血样本就可以在 20min 内完成 CD4 计数,如图 2-68 所示。与 Becton Coulter FC500 相比灵敏度和特异性分别为 95％和 88％。

  Daktari 的 CD4 分析仪是一款不需要进行细胞标记和光学检测的系统,如图

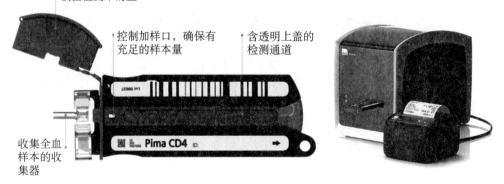

图 2-68　Alere 公司 Pima CD4 检测卡及分析仪

2-69 所示,利用固定的抗体捕获和分离 CD4 细胞,然后将细胞裂解,检测细胞内物质释放后的阻抗变化,该方法在 200、350 和 500 个细胞/μl 下灵敏度可达到 86%,90%和 97%,特异性达到 94%。

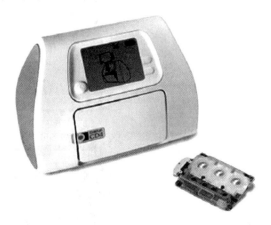

图 2-69　Daktari CD4 分析仪

(三)核酸检测

核酸存在于所有的生物中,生物通过核酸或者核酸中的核苷酸特定序列传输和表达遗传信息。所以,核酸检测在诊断特定疾病中是具有高灵敏度和特异性的方法。在诊断过程中,通常需要核酸从单个分子通过快速的扩增方法获得大量的副本,这种方法能加快核酸诊断的速度。然而,核酸检测方法复杂,需要有昂贵的设备和试剂,专业的操作人员并且耗时较长。核酸检测由许多步骤组成,从细胞溶解至细胞内核酸的出现,然后纯化溶解产物并提取核酸物质,再把目标核酸扩增,最后检测扩增后的核酸。微流控和芯片实验室技术能将数量庞大和功能复杂的模块整合到单一的模块中,这对核酸的 POCT 诊断意义非凡。

北卡大学的 Oblath 等提出了微流控芯片在诊断唾液样本中细菌的应用。芯片(有八个反应井)是嵌入在 PDMS 和 PCR 抑制载玻片之间的氧化铝薄膜中的。在唾液样本中,有甲氧西林敏感金葡菌和耐甲氧西林金黄色葡萄球菌基因组 DNA 存在的情况下,变异链球菌可以检测到 300 fg(100～125 copies)。这个过程需要很多步骤,比如片外溶菌,样本在膜上的真空流动,多种试剂的准备和添加,在密封通道中进行 PCR 并在出口处移除未处理的 PDMS 等。

弗吉尼亚大学的 Easley 等提出了一个集成微流控遗传分析系统。如图 2-70 所示微流控芯片由核酸提取、PCR 和电泳区域组成。它由一个注射器泵和芯片上的五个弹性常闭阀门来控制阀调和泵。在被动阀和 PDMS 层流下阀门控制下,PCR 抑制因素比如固相萃取剂可以有效地被移除。所以在 30min 内,我们可以从

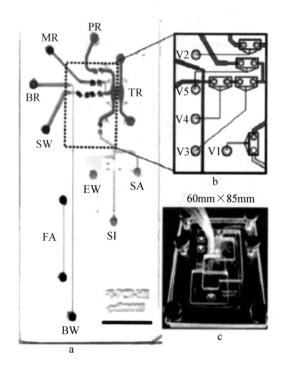

图 2-70　集成核酸提取、PCR 及检测功能的微流控芯片

750nl 鼠全血中检测出 15～45 ng 小鼠炭疽 DNA。

　　加州大学伯克利分校的 Liu 等提出了一种通过毛细管电泳方式完成 DNA 纯化、扩增和扩增子检测的微流控芯片,如图 2-71 所示,他们努力将集成芯片实验室核酸分析方法应用到人类法医 DNA 鉴定中。这种芯片使生物素标记寡核苷酸结合目标 DNA 再结合到链酶亲和素标记的磁微球上,最终使目标 DNA 分离出来。这种方法通过只捕获目标 DNA 的方法可以增加 PCR 的效率。此外这种方法在不更换缓冲液的情况下,只通过加热就能洗脱目标 DNA。他还通过变异链霉亲和素捕获凝胶来获得注塞,以纯化和浓缩的形式产生 9-重叠复序列来完成在 3h 之内检测口腔拭子上的 2.5ng 标准 DNA 的目标。

　　英国法医科学中心和亚利桑那大学的 Zenhausern 及他的同事们提出了应用集成的微流控体系进行法医 DNA 指纹鉴定的方法(图 2-72)。他们的系统能够以 1.2 基础分辨率分析口腔拭子上的短序列 16 个等位基因。他们的体系由板上的电化学泵和由电子控制的石蜡热阀组成。它能纯化 DNA,扩增纯化后的 DNA 并分析扩增后 DNA。

　　国立清华大学的 Lee 和他的同事们研究了集成芯片核酸检测装置。如图 2-73 所示,蠕动泵集成芯片、吸扬式微泵和微阀,它们都有硅胶膜层,一种应用压缩空气

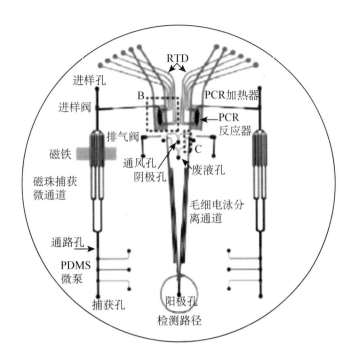

图 2-71 法医检测用芯片

或真空泵的转向膜。它们通过有 DNA 标记的磁微球捕获目标 DNA 来检测线粒体 DNA 突变和 HIV-1。这个装置相较于台式 PCR 机器检测 HIV 感染的 T 细胞株有明显优势。

如图 2-74 所示,有分析器的集成芯片实验室意在为细菌诊断提供低成本和可批量生产的微系统。这个体系包含细胞裂解、核酸纯化和扩增过程,并当枯草杆菌细胞达到 4.2×10^6 时进行荧光检测。作为低成本的一次性芯片实验室,它在平面格式上没有任何的活动组件。反而,所有的泵和阀门存在于相关仪器中。此外,为了提前避免由于芯片上点之间的距离而造成的不必要流动,这种芯片外阀需要填充芯片中所有通路和管道。

如图 2-75 所示 Rheonix 的 Zhou 和他的同事们提出了将微流控平台应用到核酸诊断中的方法。他们的合板工艺是使用乙腈溶剂将厚为 $25\ \mu m$ 的聚苯乙烯板和厚为 1mm 的聚苯乙烯板黏合代替 PDMS 膜,来获得廉价的、可量产的一次性塑料装置。这个过程能够合并芯片上的泵和阀门,它们是通过压缩空气和真空来控制的。这个装置体现了所有核酸分析的步骤,细胞裂解、核酸纯化、多重 PCR 及终端自动分析。这种装置可以同时检测缓冲溶液中的四种性病(淋球菌、沙眼衣原体、梅毒螺旋体、阴道毛滴虫)病原体。

然而以上所有的例子,都会涉及某种程度的用户干预,比如样本过程(溶菌、溶

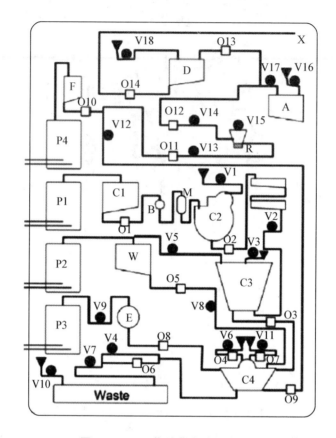

图 2-72　DNA 指纹鉴定微流控系统

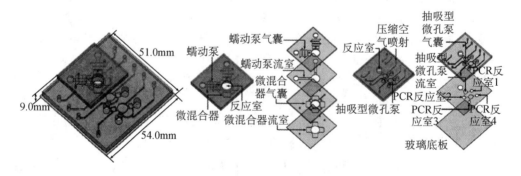

图 2-73　集成微泵微阀的微流控检测系统

菌产物等),溶剂的引入,管道界面的堵塞等。磁微球操作平台利用磁微球浓缩样本,在不需要复杂的微流控装置和泵或阀门情况下,为核酸分析解决掉复杂的样本。此外,很多的商业产品为样本过程引入磁微球,它们的原则是兼容传统的模

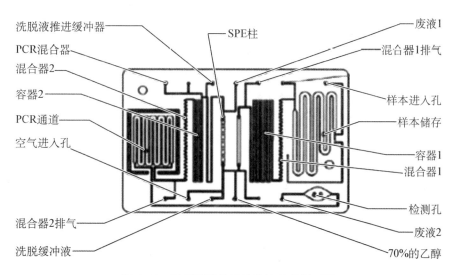

洗脱液推进缓冲器
PCR混合器
混合器2
容器2
PCR通道
空气进入孔

SPE柱

废液1
混合器1排气
样本进入孔
样本储存
容器1
混合器1

混合器2排气
洗脱缓冲液

检测孔
废液2
70%的乙醇

图 2-74　用于细菌检测的微流控检测系统

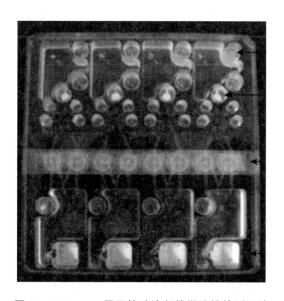

图 2-75　Rheonix 用于核酸诊断的微流控检测系统

式。由于平台的开放特性,如果能够进行有关于试剂储存运输的进一步研究,石油的泄露问题,磁微球处理后能减少液滴蒸发和石油表面张力并集成下游分析平台比如毛细管电泳,则它对 POCT 诊断系统具有重要意义。

宾夕法尼亚大学的 Chen 等提出了一种 POCT 系统,可以检测病原体 RNA 的一次性采样-检测一体(sample-to-answer)芯片实验室。芯片上进行细胞溶解、核酸纯化、PCR(RT-PCR)、扩增子标记并在层析条上完成检测。为了发挥功能,如图 2-76 所示,芯片上包含硅膜(为了纯化),囊和阀(为了流体控制)及 PCR 室的液体试剂盒固体试剂。DNA 扩增需要加热装置和专用分析仪电驱动的囊和阀。这个 POCT 体系可以检测唾液中的 HIV 病毒的 RNA。芯片实验室和分析仪需要核酸 POCT 诊断体系才能达到令人满意的效果,核酸 POCT 诊断体系检测唾液中的芽孢杆菌最低检出限可以达到 103~104 cells/ml。

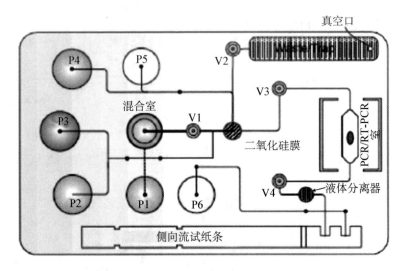

图 2-76 用于病原 RNA 检测的微流控检测系统

Netbio 的 Tan 等最近提出了一种从样本到结果的基因分型系统,如图 2-77 所示,这个系统能够产生短串联重复序列(STR)。它的注塑由四个部分组成,可以同时检测五种口腔拭子样本。这种智能凝胶试剂盒承装着毛细管电泳试剂。这种集成的生物芯片包括 PCR 芯片和连接各个芯片的微流通道。纯化后的 DNA 通过集成芯片上的智能试剂盒移动到储存有冻干重组 PCR 试剂的扩增室。S&D 生物芯片还可以为 DNA 指纹检测电泳分离 STR 片段。

为了缩短分析时间,它们应用加速放大方法,使其在 19.5min 内多重 PCR 16 个基因位点并充满电泳筛分介质。这个体系检测口腔拭子样本,能够从 100 到大于 500 个碱基中根据单碱基结果,在 84min 内鉴别出 15 个 STR 位点。这个系统告诉我们,虽然芯片实验室笨重,作为一次性装置价格较高而且检测器重达 50kg,但是它能够出色地完成严格和复杂的 POCT 核酸检测。

核酸 POCT 诊断体系与蛋白和细胞的 POCT 诊断体系相比,需要的程序更复杂,检测时间更长,检测试剂更多。它们的分析仪需要包括许多部分,比如检测扩增子需要的光学体系,检测多重扩增子需要的高压系统(因为有电泳),扩增 DNA

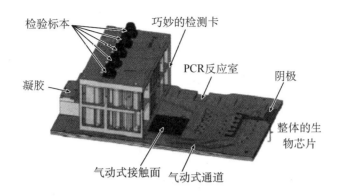

检验标本　　巧妙的检测卡

凝胶

PCR反应室　　阴极

整体的生物芯片

气动式接触面　气动式通道

图 2-77　微流控基因分型系统

需要的高能热力系统,芯片实验室需要的流体控制系统以及电脑内置电脑内置,可以控制系统功能并解析电泳原始数据。

这样,核酸 POCT 诊断体系的发展需要广泛的技术和研究,只有微流控和芯片实验室是很难使它在学术环境中发展的。此外,其固有的庞大子系统,比如高压、高功率系统也是其便携式发展道路上的障碍。

虽然,大部分系统应用高效和可靠的 PCR 方法进行 DNA 扩增,但是 PCR 可能不是 POCT 的最佳选择。反而消除了循环变温加热体系的序列特异的等温扩增方法可能更适合。

DNA 扩增需要高能耗,同时还需要插座和笨重的发电机,所以可以考虑采用链取代 DNA 聚合酶(如 Bst DNA 聚合酶)的方法。核酸 POCT 诊断的发展方向是在保持核酸诊断高敏感性和特异性优势的同时,使它们更加方便携带。

四、代谢物检测

各种代谢物(葡萄糖、尿素氮、肌酸酐、乳酸盐等)和血液电解质(钠、钾、氯化物等)现在已经广泛应用于各种生理指标的检测,用于身体状况的监控,诸如糖尿病、肝脏疾病和体内酸碱平衡。在这些生物指标中,葡萄糖是最常用的,可用于糖尿病的诊断和管理,因此此市面上有超过 40 种商业葡萄糖生物传感器,占据超过 80% 的商品化生物传感器。

葡萄糖监控系统由一个手持式的葡萄糖测量仪和一个由图 2-78a 所示的测试条组成。测试条通常由一个丝网印刷的参比电极和一个工作电极组成,工作电极表面覆盖有葡萄糖酶和递质,葡萄糖酶能与葡萄糖发生化学反应。检测系统利用电势守恒,由仪表中的稳压器测量反应中释放电子。仅仅依靠这个相对简单的检测原理,只需少于 1 μl 的全血、在 1min 内就可以获得葡萄糖水平。但是血糖监控系统需要进一步的质量控制,以获得更高的可靠性,目前一些商品化检测系统并不能满足所需的检测精度。

现场快速检测（POCT）葡萄糖监控系统的另一个发展趋势是非侵害性探测，这样是为了在连续监控时能摒弃频繁抽血所带来的不适感。这种探测的原则依赖于拉曼光谱学或者是来自于广泛频率范围（kHz～GHz）的非特异性介质响应的测量。如图 2-78b 所示，这个系统集成了多个适合于宽信号带宽的多传感器，连同一个体温及排汗传感器，用于补偿来自皮肤内水分移动、流汗和温度变化干扰因素。经过 7d 的试验研究表明，系统有 40.8% 的平均相对偏差，51.9 mg/dl 的平均绝对偏差，平均相关系数为 0.84。

世界上最早、也是商品化使用最多的采用微流控技术的现场快速检测（POCT）血液代谢诊断系统是雅培公司的 i-STAT 系统，i-STAT 血气分析系统是目前最成功的基于微流控芯片技术的 POCT 产品之一，如图 2-78c 所示。这种检测系统配备一次性使用的检测卡，用于检测所需的项目测试，诸如血气、化学物质、乳酸盐和各种疾病标志物等。根据分析物的类型，配备有各种各样的检测卡。测试时，只需约 100 μl 的全血添加入检测卡内，并将检测卡插入 i-STAT 手持式分析仪即可。

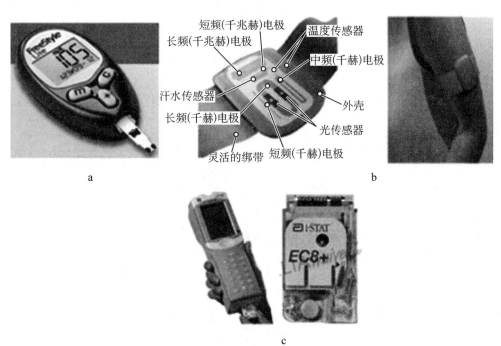

图 2-78　a. 雅培（Abbott）freestyle 血糖监控系统；b. 具有多传感器的非侵害性葡萄糖监控系统；c. 雅培（Abbott）i-STAT 血液化学监控系统

五、展　望

从 1990 年由瑞士 Ciba-Geigy 公司的 Manz 与 Widmer 提出 μTAS 概念至今，芯片实验室技术取得了飞速的发展。有关技术在与生命科学相关领域显示了强大的生命力和极其广阔的发展前景。芯片实验室技术作为当前分析科学的重要发展前沿，下一阶段的研究重点应当是集成化和功能化。集成化是大势所趋，其目的是实现某种功能、满足社会的某种需求。在未来一二十年内，以芯片实验室为代表的新型分析测试仪器将从实验室走进家庭、战地，甚至个人生活。

第八节　光流控技术

光流控技术是一个正在快速发展的跨学科的研究领域，该研究领域结合了微（或纳）流控技术以及光学技术，其重要的研究价值正吸引着众多研究者。光流控的概念建立在一种新形式的可重构光学，在这种形式下光学技术和流控技术相互促进。光流控技术在光学传感领域已经产生了重要影响，并且正引领着新一类的、革新的、可重构的光流控传感技术的蓬勃发展，在这种全新的技术中流控技术不再只是用来有效地控制样品的检测，同时也作为微型设备中可重构光学部分的一种光学材料。不足为奇，近些年，微流控技术在微米级方面实现对流体更简单和更精确的控制技术的发展，打开了一种新的方式，以此来调整微光学设备，推动了光流控技术的研究进展。另外，流体界面的自然顺滑和灵活这一特性也是一个优势，如一些包括流体透镜和光流控光源的可调整设备。

在传感检测的应用背景之下，光流控技术为满足使用更少的样品和小型的设备实现更加灵敏的检测而发展起来。伴随着所谓的芯片实验室或者称为微全分析系统的不断发展，在小型化设备上，以微米级别实现全套的生化检测和化学检测的需求也在日益增长。光流控设备中，允许在流体元素上添加光学功能。此外，在光流控设备中微流体和光学部分是不可分割的整体，它们不仅集成在同一个芯片上，而且还紧密地联系在一起，以此实现更高的互作用因子。一个简单但是具有代表性的例子，这种互相关因子可以由液体核心的光学波导提供，在这里，流体就是光电子设备本身的组成部分。为了提高设备的检测灵敏度，光流控的传感器经常由液体核心波导或者相应的沿着光学路径的集成微流控通道提供。在早些的案例中，流体可以引导光线，使得光穿过整个光电子设备的时候实现最大化的光耦合。光流控传感器上的不同方法主要在于在保持光与流体之间的衰减耦合的同时，研究开发光电子结构本身固有流体的能力。

流体可以有效地传送细胞或者生物分子，典型的是在水溶液中。尤其是现在检测使用的样本剂量越来越少时（可以达到纳米级别），光流体中微型传感器就是理想的适合进行单分子检测的装置。而且,这种利用一个连续管道结构就可以实现控制流体进出系统的装置,在应用于周围环境的生物威胁检测,周围环境的实时在线监测方面非常吸引人。

关于光流控技术在传感方面的发展,我们首先介绍光流控芯片在光谱学方面的应用,因为它们代表着光流控传感器的基础。然后介绍光流控芯片在药物检测方面的应用以及讨论这种方法的优势。接下来介绍应用光流控芯片对细胞和细菌进行分析的新技术。最后介绍光流控芯片在分子诊断方面的重要应用,尤其是在免疫分析和生物标志物检测方面的进展。

一、光流控芯片在光谱学的应用

光谱学方法,如吸收、荧光以及拉曼等检测方法以它们较高的分析物选择性和更加灵敏的检测特性,经常作为光学检测方法。但是,设备的小型化不可避免地缩短了光线与流体的相互作用长度,导致传感器的灵敏度受到限制。但是专用光流控波导或者是微流控通道直接捕获光学探针可以增强分析时光学部分与样本的相互作用,从而提高传感器的检测灵敏度。光流控芯片除了具有较高的光学灵敏性,还在满足缩小设备尺寸,减少样品消耗和区域可部署性方面有着巨大潜力。下面我们介绍近年来有关光流控设备应用于流体的光谱学分析方面的进展,尤其是一些已经被证实了的非常灵敏的光谱学方法,荧光和拉曼光谱学方法;被证实的在单粒子水平应用光流控设备进行分子的分析和探测。

在光谱学中液相穴是一个非常重要的部分。因为光线和流体可以通过相同的通道被引导,所以液相穴波导可以将液体分析物暴露在整个光源中,这种特性使得液相穴波导明显区别于其他方法。而且像光流控的 slot-and pc-波导,可以通过使用硅技术实现,所以它们在实现二维光流控集成方面非常有价值。波导应用于光学传感方面的潜力从第一次证实它们的引导特性开始被不断开发挖掘。

波导本身和直接插入用于连接芯片外光源和检测系统的波导孔中的输入输出光纤一起组成光学传感器。这其中应用的原理是基于流体填充波导孔的传输光谱折射率变化的最小变化。测量了 555nm/RIU 的灵敏度得到线性关系,其中 LOD 是折射率单位。在微流体核心,流体的注入与喷出通过垂直穿越核心的测流槽实现(图 2-79a)。箭头微流控通道在光谱学的应用价值已经通过使用同样的结构实现长路径吸光度细胞,以此对水溶液中特定蛋白质浓度的测定实验被证实。特别的是,通过使用 Bradford 试验,笔者可以测定牛血清白蛋白。当然,这些传感器以及文献中涉及的方法可以视为是基于光流控芯片的 ARROW 方法应用于光谱学测量的开始。但是,研究可以采用光流控方法,通过集成微流控部件实现更精准的控制和操纵流体样本。

最近,在 Testa 等的工作中,一个基于混合液相穴 ARROW 波导的光流控平

台用来进行液体的荧光光谱学检测。这个芯片组合在一个模块结构中,其中上面
的聚合物部分包括独立的微流控功能(图 2-79b)。

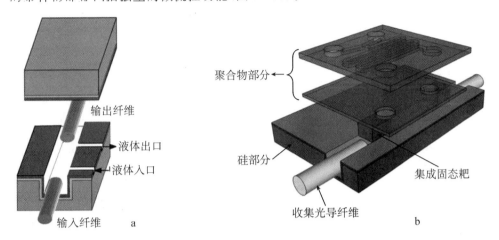

图 2-79 a.微流控传感器应用于折射计进行折射率测量的原理图;b.混合光流控平台的原理
图

光学部分的实现是通过聚合物和硅的混合溶液以此形成连接着上面的微流控
系统的完整的综合平台。实心混合的 ARROWS 已经很恰当地集成在一个拥有包
含待测样品的液相穴波导的自校准装置的聚合物部分。这个混合溶液可以实现液
体 h-ARROW 的密封以及耦合来自或者朝着激发或者收集芯片外的光纤里的光
线。这种方法比起其他的在同样芯片上包含光电子学和流体学元素的集成方法中
是独一无二的。其中传感器的性能通过测定不同浓度下的荧光,不同的浓度是通
过集成的微混合器控制实现,其 LOD 是 2.5nmol。这种推荐的方法代表了实现一
种真正的混合光流控芯片的主要一步,以及提出了光流控技术的功能灵活性,因为
其中的微流控部分可以很容易被替换并适用于不同的检测方法。

二维的光流控芯片也通过在石英玻璃上利用飞秒激光技术(FLT)制成。FLT
是一项较为成熟的加工技术,利用聚焦飞秒脉冲在玻璃基板上刻印光子电路引起
折射率的改变,它也是制作微流控芯片的一个重要工具。在 Osellame 等的工作中
说明了 FLT 技术可以在同样的熔融石英衬底上用来制造微流控通道和光学波导,
为实现单片光流控设备奠定了基础。即使聚合物材料在 LOC 装置中越来越受欢
迎,但是玻璃仍然应用在一些方面。在 Dongre 等的工作中,介绍了一种基于 FLT
技术,利用方法光流控芯片进行双波长荧光 DNA 分析方法。一个微流控通道网
络很好地与通过在石英玻璃板上利用 FLT 技术加工的光学波导集成在一起,对芯
片上的 DNA 分子进行荧光激发。毛细光电泳技术被应用在芯片上对荧光标记的
DNA 分子进行分离。双点,双波长激光诱导荧光被应用在分离两个相同尺寸,不

能被电泳技术区分的 DNA 分子的光分离。相似的设备用于颜色标记的 DNA 识别,通过调制频率编码多波长激发。这种被提议的芯片的重要价值使它们非常受人关注,尤其是在未来的床边检测方面。

光谱微流控设备在血细胞计数、分析和分类方面也有着重要意义。最近几年,许多研究致力于解决在二维小型结构中在个别能级上控制粒子的难题。像血细胞计数器,细胞必须在一条单线上被组织,通过一个由平行光束提供单个细胞的审讯时间的检测区域。微流控方法组织粒子在一条单一线上主要是基于流体动力学作用。在这个案例中,携带着悬浮细胞的样品流被包裹,然后通过相应的鞘流液流出。小型化的血细胞计数仪是一个有挑战性的目标,在最近几年,受到了一些研究机构的持续关注。

在 Bernimi 等的工作中,介绍了一种集成微流式细胞分析仪。一个流体动力学作用在荧光标记的人白血病细胞中,并在一个 ARROW 波导的光流体通道中完成。笔者提出了 ARROW 波导的两个特性:一是可以作为流束汇集的微流控通道;二是可以有效限制细胞审讯的激发光。荧光检测的光纤集成在同样的平台上,垂直穿过焦点通道以此减少泵对待测信号的影响。同样的样品使用一个台式流式细胞仪进行检测,结果具有一致性,证明了这种方法的有效性。

在生化应用中,分拣细胞是另一个非常有用的功能。它可以用来隔离特殊性质的细胞,如特殊尺寸和重量。在该文中介绍了一种利用 FLT 技术,光流控设备上集成了荧光诱发的细胞分拣器。该设备由用来细胞流动的微流控通道和分别用来荧光激发和通过矫形力分拣细胞的两个集成的光波导组成。当荧光细胞通过审讯区的时候,由激发波导产生的矫形力被激活,同时在荧光细胞审讯区放置一个CCD 照相机。笔者展示了在多相液体中以高的分选率隔绝亚种群。该篇文章中展示了一种通过相向双光束捕捉实现单一红细胞的光学捕捉。这些研究结果使得在实现微尺寸设备上实现在单一粒子水平上控制细胞的设想变得很有希望。

尽管,事实上水注式波导是最先被证实的光学波导,仅近几年基于这种方法的光谱传感器,拉曼光谱以及荧光光谱法被 Persichetti 等提出。在这些光流控传感器中,液体喷射作为分析时的液体和光学波导。荧光或者拉曼信号,测试 TIR,可以有效地通过液体喷射波导收集,通过一个自对准装置将多模式光纤直接耦合在喷嘴以此来传送信号至检测器(图 2-80a)。紫外灯激发有机混合物时自发荧光,笔者在低检测限时,检测了几种有机混合物和细菌细胞。如多环芳烃像樟脑球在2.2ppb 的水溶液中进行检测,以及单芳香的在 0.1～2ppm 范围进行检测。荧光光谱法基于自发荧光在连续在线检测方面有几个优点。例如,不再需要试剂或样品的预处理。该种方法中混合物的含量非常低,所以此类传感器适用于环境检测,尤其是预警系统。

液体射流的相同波导性质也可以被方便地用于设计光流控拉曼传感器。在最近 Persichetti 等的工作中,关于 RS 的两种不同实验方法被提出来,每种方法都具有特定的优势。为了利用最大可用体积,即整个液体射流,布置了由两个并排光纤构成的探针(图 2-80b)。一根光纤用于在液体波导中传送激光激励信号,另一根用于收集拉曼信号。为了提供射流尺寸直径与用于收集拉曼信号的光纤之间的最佳匹配,采用了类似于在 FS 中成功使用的实验配置(图 2-80c)。

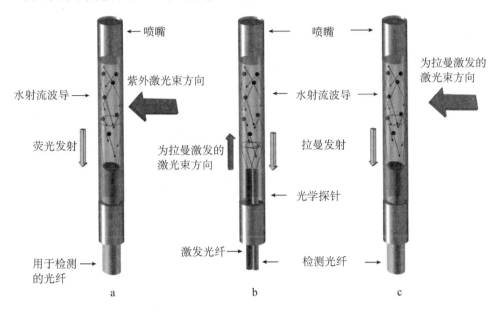

图 2-80 基于水注波导的光流控设备的原理图。a.荧光光谱的装置;b.含有两个并排的光纤的拉曼光谱装置;c.正交激发

可以使用直径尺寸接近射流直径的收集光纤,通过沿着相对于流动方向垂直的方向激励液体波导,以确保最小的直径失配损失。这两种装置在使用水-乙醇溶液进行的测量中显示出高性能检测,可以和更复杂的光流控方法测量的结果作比较。例如,在使用光纤激发的测量装置中,笔者观察到乙醇浓度的极限检测浓度为0.022%,相对于使用 FT-拉曼光谱报道的 0.2%或使用空芯传感器报道的 1%水平具有更高的极限浓度。

二、光流控芯片在药物检测的应用

Lo C-SERS 平台在低浓度下检测低分子量物质的能力也可用于药物监测和毒品检测。强调治疗药物监测的重要性,Hidi 等评估了使用银胶体作为 SERS 试剂和分段流动微流控芯片的 Lo C-SERS 平台检测药物的潜力和局限性(图 2-81a)。
水中检测了目标治疗浓度范围的甲氨蝶呤。此后,为了更加能应用于实际,在

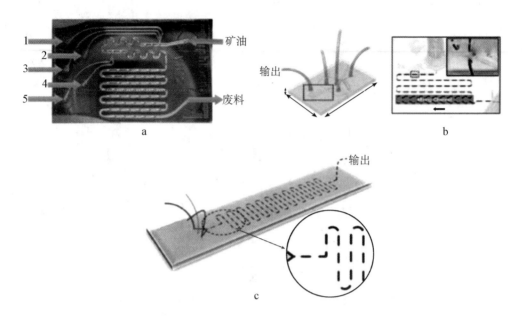

图 2-81　a. 由玻璃制成的 Lo C-SERS 系统：端口 1-5 用于注入含有 SERS-活性基质和它们的聚集剂的水溶液；b. 用于检测汞(II)离子的 SERS 检测的微滴通道布局，用不同颜色的墨水(蓝色和红色)填充的通道照片，通过两个入口注入，形成水滴；c. 基于微滴的微流体装置的示意图

复杂的基质，如人造尿液和人体尿液中，实现了抗生素左氧氟沙星的检测。在测量之前，将尿液样品过滤并稀释以减少基质效应并优化 SERS 信号。该系统显示，即使使用便携式拉曼装置，其在即时护理应用中也具有很好的前景。笔者还证明，这种技术适用于定量测量，并结合标准添加方法，能够预测临床样品中未知浓度的抗生素。例如，在加标尿液中检测硝羟喹啉时，实现的检测限为 3mol，定量限（LOQ）为 6.5mol。此外，通过应用化学计量学方法，在模拟临床中成功定量分析具有未知浓度的硝羟喹啉样品。

El-Zahry 等同时使用带有原位产生的 SERS 银基底的微流控芯片，在其药物剂型和加标尿液样品中检测到阿司匹林和维生素 C。SERS 检测与顺序注射分析相结合，为分析过程的自动化提供了可能性。笔者发现，较慢的流动导致 SERS 信号增加。阿司匹林和维生素 C 的检出限分别为 32ng/ml 和 3ng/ml。Bailey 等在鞘流微流体通道中结合 SERS 和电化学检测，检测到的维生素 B_2 的检测限度接近 1nmol。快速移动的鞘流限制了分析物在靠近 SERS 活性表面的区域内的扩散，并且促进了相互作用。使得在分析物和底物之间能够实现更灵敏的 SERS 检测。

Yüksel 等证明 SERS 结合微流体可用于麻醉品监测。笔者意识到通过使用由原位微波合成的 Ag 纳米颗粒产生的基于 SERS 的毛细管平台来检测大麻的主要组分即四氢大麻酚(THC)。这样一个系统得益于简单快速的毛细血管生成,只需要约 3min。装载分析物后,沿着毛细管的 SERS 测量显示出良好的重现性,并且检测到的 THC 浓度低至 1nmol。使用微流体流动聚焦装置将另一种滥用药物甲基苯丙胺测定至唾液中 10nmol 的浓度,在加入聚合剂之前,分析物首先被吸附在银胶体表面(图 2-82a)。以这种方式,分析物存在于创建的热点中,而不仅仅是围绕它们。如果分析物被添加到已经聚集的纳米粒子中,分析物只会围绕在创建的热点中。

　　吴等通过使用 Au @ Ag 纳米柱实现的液滴 SERS 微流体检测装置(图 2-82a),在复杂基质如人的血清和唾液中成功检测到了一种小分子,即硫氰酸盐(SCN)。人类唾液中 SCN 的快速检测也可以用来区分吸烟者和非吸烟者。

　　李等在微通道中使用纳米多孔金盘以增加纳米结构表面的总可用面积,从而为生物分子提供更多的吸附位点(图 2-82b)。这种微流体 SERS 传感器的效率已经通过检测 nmol 范围内的多巴胺和人造尿液中的 LOD 为 0.67mmol 的尿素得到

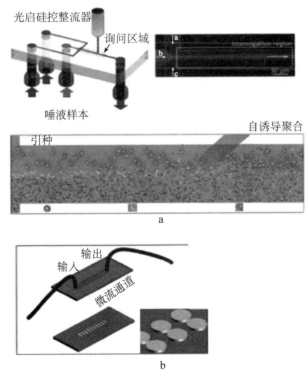

图 2-82　a. 用于控制 Ag 胶体聚集的流动聚焦装置;b. 多巴
　　　　　胺的传感器结构和浓度相关性的 SERS 光谱示意
　　　　　图

了证明。使用纳米结构的装饰有金纳米颗粒的反蛋白石光子晶体毛细管,在人造尿液测量另一尿液成分,即肌酸酐,可以检测到低至 0.9mg 的浓度。

三、光流控芯片针对细胞和细菌进行分析的新技术

SERS 和微流控系统的结合为细胞和细菌的敏感、快速、低成本和自动分离,在线检测和鉴定提供了一个高效的平台,而且不会污染样品和操作者。

Chrimes 等开发了一个集成了介电电泳(DEP)和 SERS 的微流体系统,用于诱捕和实时检测细胞的分离和分组酵母细胞群的功能,如图 2-83a 所示。酵母细胞首先用银纳米粒子包覆,以实现高灵敏度的 SERS 分析。然后,在微流控环境中,应用 DEP 将所需数量的细胞固定为彼此紧密接触(成组)或彼此间隔大于 10 μm 的间隔(分离),以观察这些条件对活细胞化学分泌物的影响。主成分分析(PCA)用于可视化和检验从两种细胞获得的 SERS 信号中的隐藏模式,并且在 PCA 得分图中发现显著的系统性差异。通过分析比较分组细胞的结果,发现在萌芽过程之前,在分离的细胞周围存在化学物质和蛋白质。这种微流体 SERS DEP 系统能够原位监测细胞分泌。一个由 3D Ag @ ZnO 纳米结构组成的 SERS 基底也被整合到谢等的单细胞捕获微流体装置中。用于 SERS 指纹检测单个活的 He-La 细胞表面,并且可以检测到来自蛋白质、碳水化合物和脂质的多个峰。

Cheng 等实现了人类血液中稀有病原体的远距离浓缩和快速(<5min)鉴定。通过使用 SERS 和具有混合电动机制的微流体平台来分离和浓缩细菌。通过从含有非常密集的血细胞的样品中捕获低浓度的细菌,该方法显示出确定血液感染情况的高度前景。除此之外,Lin 等还实现了快速在线 SERS 检测高特异性和高灵敏度的单细菌。他们将特异性抗体结合的 SERS 标签与微流体 DEP 装置相结合。最近,Mühlig 等开发了一个基于 Lo C-SERS 的样品制备和分析封闭系统。如图 2-83b 所示,并成功地应用于六种结核分枝杆菌复合群(MTC)和非结核分枝杆菌(NTM)的鉴定。首先利用打珠模块破碎细菌,经封闭系统清洗后直接注入 LoC 装置,保证操作人员的安全,同时具有更高的测量条件稳定性和重复性。然后,Ag 纳米粒子也被注入到系统中以产生 SERS 信号。细胞壁组分分枝菌酸的振动信号对于每种物种的特异性决定其特异 SERS 光谱,因此可以用于鉴定分枝杆菌。通过引入化学计量学方法,对 6 种物质的鉴定具有较高的准确性和可靠性。

SERS 和微流体之间的协同作用似乎也可用于检测大多数常见的食源性致病菌。将化学计量学分析应用于 SERS 数据,Mungroo 等可以有效区分 8 种不同的病原体物种:大肠埃希菌、伤寒沙门菌、肠炎沙门菌、铜绿假单胞菌、单核细胞增生李斯特菌、无害李斯特菌、MRSA35 和 MRSA86。为了模拟更真实的行业情况,笔者也研究了多菌种培养物,但是在单个细菌种类之间的区分准确度只有 64.5%,对革兰阴性菌和革兰阳性菌的检测准确率只有 72.6%。

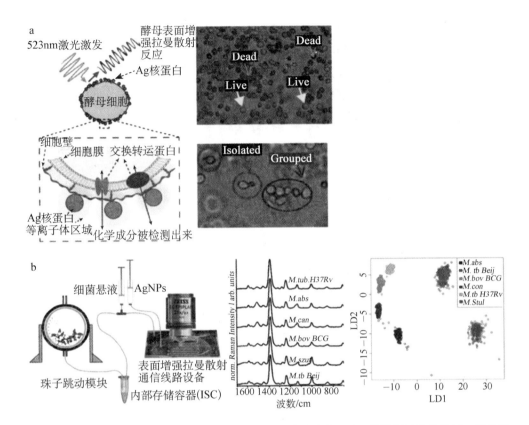

图 2-83　a.银结合到酵母细胞壁,然后暴露于光源,随后产生 SERS 信号(左)的示意图。来自活
酵母细胞和死酵母细胞的 SERS 的结果以及分组与分离的酵母细胞(中和右)。b. 微
流体示意图,装有样品制备模块的显微镜载物台(左)。每种菌菌种(中)的三个批次的
平均光谱。经过训练的 PCA LDA 模型将六种数据可视化(右)分开

四、光流控芯片在免疫分析和生物标志物方面的进展

基于微流控的增强拉曼光谱检测的免疫分析和生物标志物检测显著提高了灵
敏度和选择性,减少了检测步骤、所需的反应物体积和时间,简化了诊断过程,促进
了其在早期诊断领域的进一步实际应用。

为了同时检测两种病原体抗原,Wang 等研发了一个功能强大而敏感的
SERS-微流体生物测定平台。如图 2-84a 所示,他们开发了一种具有成本低,溶液
稳定性和靶特异性的纳豆芽单链可变片段(NYsc Fv)作为替代亲和试剂。使用带
有自组装拉曼检测分子的单层高度纯化、二氧化硅涂覆的金纳米粒子,可以产生最
大拉曼信号,并使其他分子的共吸附最小化。使用多个通道的微流控装置能够同
时快速检测多个目标。最后,利用这个平台,实现了对单个的溶组织内阿米巴抗原

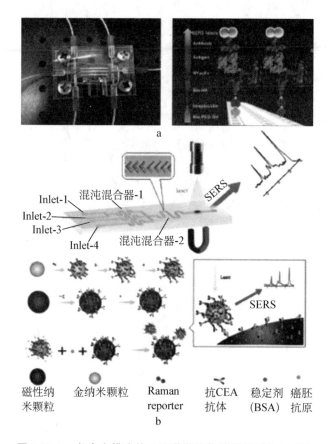

图2-84　a.包含金模式的3通道微流体装置的图像(左)和
具有用于双重抗原检测的NYsc Fv的SERS生物
传感器平台的示意图(右);b.微流体传感器的设
计和三明治免疫分析的原理

EHI_115350(最小浓度为1pg/ml)和EHI_182030(最小浓度为10pg/ml)的高度
灵敏检测。Gao和同事开发了一种全自动的基于SERS的螺线管嵌入式微流体装
置,具有磁性免疫复合物,用于定量和灵敏地检测溶液中的炭疽生物标志物,如图
2-85a所示。

　　在进一步工作中,通过使用基于SERS的微滴传感器进行无洗免疫磁性免疫
测定,也可以快速和灵敏地检测血清中的前列腺特异性抗原(PSA)癌症标志物,如
图2-86所示,PSA标记物的最小浓度估计值低于0.1 ng/L,远低于诊断前列腺癌
的临界值。

　　Zou及其同事开发了基于夹心免疫分析的微流控传感平台来检测癌胚抗原
(CEA),为全血样品中各种恶性肿瘤的诊断和预后提供参考(图2-84b)。传感平台

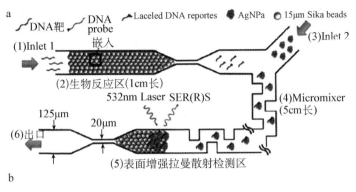

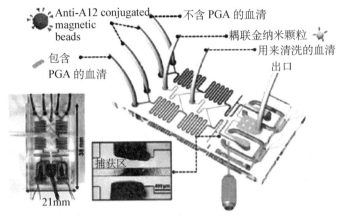

图 2-85 a.具有用于 DNA 序列检测的集成竞争位移的微流体 SERS
微系统。用 DNA 探针-标记分子修饰在功能化的二氧化硅微
球包裹玻璃料上。当它们沿着通道流动时,与金属纳米团簇
混合并被捕获在微流体 SERRS 检测区域中。b. 基于 SERS
的竞争性免疫分析的螺线管嵌入式双通道微流体传感器的
示意图,螺线管芯片的光学图像填充四个不同颜色的油墨,
磁性免疫复合物的捕获区域的照片

包括微流控芯片、磁性免疫传感器和 SERS 探针,可以在不进行样品预处理的情况
下对全血样品进行分析。所有的免疫测定步骤都可以在微通道网络中完成,用于
高通量分析。血样中 CEA 的检出限低至 $10\sim12$mol。该传感平台包括微流控芯
片,磁性免疫传感器和 SERS 探针,可以在不进行样品预处理的情况下对全血样品
进行分析。所有的免疫测定步骤都可以在微通道网络中完成,用于高通量分析。
血样中 CEA 的检出限低至 $10\sim12$mol。Perozziello 和同事建立了一个 SERS 微流
体平台,该平台由微流体过滤装置和结合 SERS 传感器的超疏水表面组成,用于过
滤、浓缩和分析源自乳腺癌相关(BRCA1)蛋白的特定肽,这种特定肽是乳腺癌发

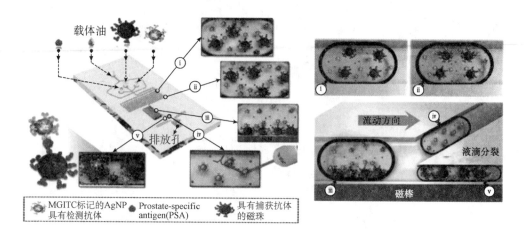

图 2-86　免洗磁性免疫分析与基于液滴的微流体相结合,具有 5 个隔室(i-v)(经加拿大皇家化学学会许可,Gao 等人)

展中一个重要的肿瘤抑制分子。可以检测低至 1ng/L 的肽浓度,证明微流控装置纯化复杂生物样品的功效。Pallaoro 等也将前列腺细胞与正常细胞区分开来,通过将微流控与 SERS 组合来鉴定与 SERS 生物标记一起温育的单个细胞,所述细胞在微流体通道中连续流动。这项工作提供了一步细胞标记和连续细胞分析的方法,用于在一次性装置的单细胞水平上鉴定肿瘤细胞。针对实际应用,还开发了基于纸膜的 SERS-微流控平台,以从血液基质中分离葡萄糖,并且通过使用硝化纤维素膜作为底物纸来检测葡萄糖水平,构建微流体的蜡印刷方法通道和金纳米棒与拉曼标签作为 SERS 探针。这种基于纸张的微流体 SERS 装置提供了一种经济有效的方法来简化糖尿病的诊断过程。

五、结　论

微流控光学仍然是一个相对年轻的研究领域,在过去的几年中取得了快速的进展,大量的论文涉及这一概念。意大利研究人员在这方面发挥了重要的作用,他们采用非常有趣的策略来设计用于增强传感性能的光流体装置,并且在这方面做了很大的努力,通过开发创新的设计和研究解决方案来提高装置的性能,并且可以最大化光和流体之间的耦合强度。这些策略包括使用液芯波导或流体填充光子带隙结构来实现光子结构,以及在玻璃衬底中跨越光波导的微流体通道的单片集成。这些设备已经被证明应用在许多有价值的应用上,从环境传感到生物传感,如用于饮用水监测的水污染物检测或基因诊断相关的 DNA 调查。然而,到目前为止所做的大部分研究仅仅解决了完整的 LOC 光流控装置的一部分要求,即用于增强灵敏度和功能的流体-光子相互整合。用于传导和信号收集的光学组件主要还是由片外批量组件组成。在不久的将来需要付出巨大的努力来解决这个问题,否则会继续限制这些设备在环境监测中进行重点诊断或原位分析的能力。如今,使用硅衬底使得光子源和检测系统的集成变得简单。使用混合方法来制造微流体系统或光子结构,可以在涉及的材料和技术的成本方面提供很大的优势,同时不损害器件的光学性能。这种方法可以显著增加这种微系统在实现可靠 LOC 方面的便携性,从而实现其大规模扩散和商业化。

第九节　智慧现场快速检测的演变与发展

智慧 POCT(intelligent POCT,iPOCT)是计算机化的数字 POCT 与人工智能,互联网等技术深度融合的新型体外诊断系统,与传统 POCT 比较,除具有检测能力外,还具有决策、交互、学习等功能。

智慧 POCT 采用现代先进的微纳光学、微纳流体、纳米材料、微纳电子、微纳机电等技术,实现临床/健康信息采集、生物分子检测、生理检测、影像检测等精准检测设备,获取生化、生理、免疫、基因、影像、临床信息等数据或信息,同时在数字化、智能化、网络化、一体化的技术发展下,结合临床指南、诊断标准、循证证据,通过人工智能和数据分析技术,获得相关的医学诊断结果,通过智能移动终端,给临床医生或患者提供预警提示、分层建议或分级参考。

精准检测——诊断决策——友好交互——情景学习借助物联网技术或智能移动终端自有的移动无线互联技术,患者智慧 POCT 检测设备随时随地检查,并将相关数据同步上传至后端诊疗服务云平台,线下医师服务团队可通过平台调阅并判读检测数据,帮助患者诊断并提供用药指导和自我健康管理建议。

随着大数据、物联网等新兴技术的日新月异,"互联网+"主题下的智慧医疗发展正在逐步提速。全国医疗卫生服务体系"十三五"规划中明确提出,积极应用移动互联网、物联网、云计算、可穿戴设备等新技术,推动惠及全民的健康信息服务和智慧医疗服务,推动健康大数据的应用,逐步转变服务模式。智慧 POCT 是数字时代新型医疗健康需求的必然产物。

人工智能+POCT 是新型产业对传统行业的"赋能"现象。机器学习及数据挖掘技术迅猛发展,其最大的产物即迎来了大数据时代,带来了传统医疗行业范畴的不断扩展,由之前对疾病的诊治逐渐转变成多元化的发展格局。与此同时药品供销体系变化、生物技术提高、养老与医养结合,医疗边界正在突破其传统含义。因此随着医疗行业的拓展,必然导致技术的快速迭代更新,智慧 POCT 由此孕育而生。

在政策红利下,医疗模式也由此发生了转变,今年国务院印发的《新一代人工智能发展规划》,标志着人工智能的发展正式成为国家发展战略。医疗模式也逐渐向互联网人工智能过度,智慧 POCT 由信息、咨询服务阶段逐渐过渡到诊疗决策阶段,以满足更多家庭、基层医疗的需要,并对医疗行业相关产业链产生整体影响。

2017 年国家提出了明确的战略发展目标,对医疗领域的人工智能发展提出了具体要求;国内经济市场对智慧 POCT 的投资在逐步上升,资本市场的投资风向决定产业的发展潜力,在有资金运作保障的前提下,产业才有相应的发展空间;社会条件:国内高校已经开设实验室及专业培养相关人才,乡居民医疗保健支出不断增长,医疗支付能力不断提升;大数据时代下提供的海量数据存储,深度学习技术的发展也推动智慧 POCT 进入成熟的商业化产品阶段。由此可见,从国家政策、市场经济、社会条件、技术支撑几个层面,智慧 POCT 已经得到了很好的发展机遇。

目前,智慧 POCT 的主要应用场景包括:医学影像、辅助诊疗、疾病风险预测管理、健康管理、医院管理、虚拟助理。医疗机构、厂商、社会之间的合作模式可借鉴为:在医疗机构提供实际应用的基础上,厂商提供技术支持及研发保障,同时通过借助社会力量以实现对智慧 POCT 的支持。以此,医疗服务体系将发生改变,借助智能化平台,POCT 可以为健康医疗带来更多福音。

一、引　言

公元 1267 年,R 培根通过光学实验,很可能发明了世上第一台显微镜,被认为是人类历史上第一次借助设备进行医学检验的基础。1959 年,泰克尼康公司(现 Bayer 公司)采用了第一台检验科化学分析仪器,即单波道"自动分析仪器";泰克尼康公司首次将火焰光度法应用到自动检测方法。

现代医学中真正将 POCT 应用于医疗实践,还是始于 20 世纪末。从 20 世纪下叶开始,随着微电子技术、计算机技术、控制技术、光学技术与机械技术的交叉融合到医学检验领域,临床检验由手工转向机械化、自动化,出现了众多由预先编制好的软件驱动的机械设备,通过信号和数据处理进行全自动分析的 POCT 分析仪。过去,人们对自动化的理解或者说自动化的功能目标是以机械的动作代替人力操作,自动地完成特定的作业。这实质上是自动化代替人的体力劳动的观点。随着电子和信息技术的发展,特别是随着计算机的出现和广泛应用,自动化的概念已扩展为用机器(包括计算机)不仅代替人的体力劳动而且还代替或辅助脑力劳动,以自动地完成特定的作业。目前 POCT 产品按照用途分为,血液分析仪、电解质分析仪、血气分析仪、药物应用监测仪、酶联免疫检测仪、甲状腺激素监测仪、放射免疫分析仪、抗凝测定仪等。

而近年来,具有智能化的自动化系统已经影响到了医疗领域,通过更为精密智能化的处理样本、加样、反应、控制、检测和利用物联信息系统(Cyber-Physical System,CPS),最后达到高效、快速、精准地出检测报告的目的,通过网络化、个性化的智慧信息数据处理结合现代海量的大数据处理,给患者进行个性化的检测分析,最后达到精准治疗的目的。智慧 POCT 产品形成了雏形与演进。

二、iPOCT 设备

随着第四代 POCT 设备的快速发展,融入了更多信息化、自动化、智能化、大数据等元素的 POCT 设备崭露头角,其检测的智能化、便捷功能、数据化发生了质的提升,我们把这类 POCT 设备称为第五代 POCT 设备,即 iPOCT 设备(intelligent POCT,智慧 POCT)。2015 年 4 月,在现场快速检测与健康监测物联网产业创新战略联盟"十三五"科研项目讨论会中诸位专家达成共识,一致认为 2015 年现场快速检测产业迈入了 iPOCT 时代。

(一)定义

那么,iPOCT 产品应该具有哪些特征呢?我们认为精准化、自动化、云端化的 3 大核心特征将是 iPOCT 的方向。

1. 精准化　未来 POCT 的检测标准要进一步向大型分析仪靠拢,在准确性达到更高标准的前提下,尤其要求检测结果的 CV 可以控制在 10% 以内,部分项目甚至 5% 以下。因此摒弃基于膜固相反应试剂,而改为液相试剂的广泛应用将是大趋势。伴随而至的试剂质控品、标准品也要具备可溯源性。

2. 自动化　是指无须样本手工前处理步骤,加样、加液也无须手工动作且标本可连续操作的自动化分析系统,每小时通量一般都在 50～100 人份或以上。如果尚需手工标本前处理及加液、加样步骤,最多只能算半自动分析系统。

3. 云端化　是指基于云端大数据的质量管理服务系统,真正可以实现远程监护和质量控制,并实现后台大数据在 PC 端与手机 APP 端打通,建立未来移动医疗的信息传递云端化基础。

将医疗检验仪器测试数据、仪器运行状态、所装试剂生产日期、标准曲线、识别信息等数据信息,通过互联网传输至云服务器,使用大数据分析技术对进行分析,使生产商第一时间远程掌握仪器运行情况和测试数据信息。可实现仪器远程故障诊断和远程维护并远程下发指令甚至是程序进行更新软件,为维护售后、销售策略等提供有效支持。在今天医疗信息化行业正遭遇海量数据和非结构化数据的挑战,近年来很多国家都在积极推进医疗信息化发展的大环境下,针对医疗服务业中的临床辅助决策、医疗质量监管、疾病预测模型、临床试验分析、个性化治疗的应用方向,大数据的分析和应用都将能发挥巨大的作用,因此将每台仪器的标本测试结果传输到云端,对日积月累的海量大数据进行深入挖掘,相信可以获得疾病预测等深入的临床信息。

(二)特点

基于 3G/4G 无线网络技术、无线定位技术、近场无线通信识别(NFC)技术,应用大数据和云计算技术的 iPOCT 产品具有以下优点:

1. **支持多项目联合检测** 自动化高通量特定蛋白 POCT 工作站可支持感染初筛类检测项目如:C 反应蛋白(CRP)、血清淀粉样蛋白 A(SAA)以及 CRP+SAA 联检。肾脏标志物类检测项目如:胱抑素 C(Cys-C)、视黄醇结合蛋白(RBP)、尿微量白蛋白(U-ALB)。风湿类检测项目如:类风湿因子(RF)、抗链球菌溶血素"O"(ASO)等。

2. **全自动高通量进样控制** 具有快速循环进样功能的全自动进样控制单元,配合样本检测的机芯实现高通量样本检测,支持随机检测、即来即测的功能。用户只需将样本放置于指定进样区域即可,仪器自动识别并自动控制样本检测的全过程,用户无须参与。

3. **试剂电子标签技术** 应用近场无线通信(NFC)识别技术,开发电子标签,将试剂项目、有效期、检测量等参数,录入到每一试剂瓶上的电子标签。仪器运行时,可快速自动识别试剂瓶上的这些信息,结合无线互联网功能实现试剂的物联网功能。该项技术具有方便快捷、可靠性高的特点,避免了人工判断错误可能导致的检测结果错误等风险。

4. **应用无线互联及云计算技术** 使用内置 3G/4G、WIFI 无线通信模块实现仪器与云服务器的无线互联,进而为仪器信息的大数据分析提供基础。仪器可将运行状态、故障报警、试剂使用量、测试结果等信息实时发送至云服务器,厂家可第一时间掌握仪器状态,实现远程维护、远程故障处理等功能,提高售后维护效率,降低维护成本,同时积累该仪器每日试剂使用信息。通过对云平台的建设,可实现全国所有仪器的统一实时监控管理平台,并可进一步通过大数据分析技术得到某一区域的临床检验结果的数据统计情况,为疾病预测和预防提供信息。

例如,OTTOMAN 全自动特定蛋白现场快速检测分析仪,用于胶乳增强透射免疫比浊试剂的快速批量自动检测,当装有样本的试管架放入仪器进样架部位时,仪器进样架触感传感器接收到待测物,随机通过皮带传送至检测位置,样本搅拌、吸样、加样、试剂和样本的搅拌混匀后,反应杯内浊度的大小与待测物浓度成正比,随着待测物浓度的增加,反应杯内浊度变大。因此,本仪器通过光源射入反应杯后,用光电池及放大电路测定因浊度引起的透射光的衰减,由主处理器进行光电池信号与浊度关系的算法,通过对测量反应杯内的浊度进行分析计算反应物对应的浓度值结果,并将结果输出至 10 寸的彩色触摸显示屏、LIS 系统以及通过内置的 4G 移动模块传输至云端。云端按照所属地区、医院后将数据进行智能分类汇总后分发至 WEB 端电脑终端、智能手机 APP 终端,实现了远程维护、远程故障处理、大数据分析等内容。OTTOMAN 每小时可达 180 个测试以及多个项目的测试,可检测 CRP、HbA1c、RBP、ASO、RF、SAA、CysC 等项目(图 2-87)。

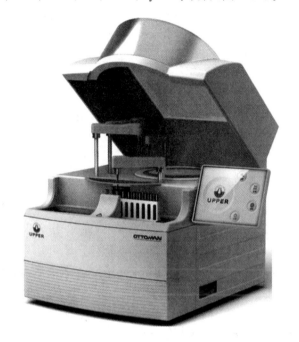

图 2-87　OTTOMAN 全自动特定蛋白现场快速检测分析仪

(三)iPOCT 设备的发展现状

1. 突破性技术

(1)微机电 MEMS:得益于工业微机电加工的迅猛发展,POCT 诊断装置开始大力进军国际以及国内市场。微流控芯片技术、微型化检测方法以及探测技术的改进是这一系统面向市场时所需瞄准的技术目标。从传统的集中式的医院临床诊断,到能够实现分散式的、深入到患者所在点的临床分析,这是一个突破性的进展。

近年来我国的微流控芯片研究也取得了突破性进展,引起了产业界的极大关注。例如,中国科学院大连化学物理研究所研究员秦建华领导的微流控芯片研究团队利用器官芯片技术成功构建了一种功能化肾芯片系统,将前沿器官芯片技术与细胞生物学和材料学等方法相结合,通过多维分区的功能化芯片设计与构筑,创新性地构建了含有原代肾小球组织、基质成分和血管样机械流体的动态三维肾芯片系统,以期反映近生理的肾小球微环境和功能特征。东南大学生物科学与医学工程学院赵远锦教授课题组成员受猪笼草超滑结构的启发,开发了电热调控表面浸润性的形状记忆多孔薄膜材料,在微流控芯片液滴操控方面取得重要进展。张鸥教授团队开发了一个名为"SISSOR"(微流体反应器法单链测序)的方法,用来进行准确的单细胞基因组测序和单倍体分型。相信在未来几年内,微流控芯片与生物手机、互联网+进一步结合,将会引发更多医疗仪器行业变革。

(2)人工智能:科技部于 2016 年 11 月 15 日召开新一代人工智能发展规划暨重大科技项目启动会,宣布成立新一代人工智能发展规划推进办公室,并公布了首批国家新一代人工智能开放创新平台名单:其中包括依托腾讯公司建设医疗影像国家新一代人工智能开放创新平台。而前不久,百度也宣布对医疗事业部进行重大改组,对医疗业务进行组织架构调整和优化,集中优势资源,将医疗业务的重点布局在人工智能领域。

对于人工智能技术而言,其在大数据领域与运算速度上的先天优势可能为医疗事业,尤其在辅助诊断、药物研究、医学影像、基因科学等细分的医疗场景上,带来惊人的进步。浙江大学睿医人工智能研究中心在糖尿病视网膜病变分级研究上取得突破性进展,取得了四项发明专利,同时与北京同仁医院合作,AI 深度学习后糖尿病视网膜病变 5 大分类,在大部分数据集上特异性可达到 99%,敏感度达到 95%。中国科学院宁波工研院慈溪医工所智能医疗影像团队(iMED 中国)刘江高级研究员将用于青光眼自动诊断和视杯视盘分割的权威数据集—"iMED-Origa650"向学术界公开发布,供世界医学图像处理领域的学术同行使用,并且可以作为有效数据发表论文和相关著作。

(3)无线传感器网络(wireless sensor networks,WSN):是把分布在一个区域内的诸多传感器收集的信息,通过无线的方式汇集起来,以实现对该区域内特定状态进行监测和控制。WSN 技术与物联网技术密切相关,可以说 WSN 是物联网的技术支撑,已经被广泛应用在工业控制、智能家居与消费类电子、安保、军事安全、物流、智能精细农业、环境感知和健康监测等诸多领域。

泉州装备制造研究所汤璇研究员领导的研究团队,针对室内无线光的衰减特性、散射机制、多径传输,基于信息论和最优化理论,开发适用于无线光信道的编码调制方式。同时,研究低功耗的无线光传感网络节点,结合传感器节点数据,解决支持大数据传输的无线光传感网的普适性问题。中科院深圳先进技术研究院设计了用于人体传感网络(body sensor network,BSN)的"三低"医学芯片,开发了改进型的 BSN 平台,并使用 BSN 平台在运动能量评估和生物反馈调节方面开展了工作;中科院计算所、合肥智能所开发研制了基于 BSN 的远程健康监护系统;中科院自动化所在基于 BSN 的多点运动信息获取方面开展相应的工作;清华大学微电子所侧重于设计基于 BSN 医疗应用的低功耗 ASIC 芯片。无线医疗传感器网络在医疗研究、医院、疗养院或者家庭日常监护等领域有着很大的发展潜力,已成为了目前研究领域的热点。

2. 创新性产品 智慧 POCT 是推进分级医疗、远程医疗、移动医疗、第三方服务等多元化医疗与健康服务模式的重要技术支撑。

国内企业也正积极研发，如由阿里健康研发的医疗人工智能"Doctor You"AI系统，于2017年8月在北京万里云医学影像中心正式对外发布，并展示了在远程影像诊断流程中的真实应用场景——对基层医院上传的30名患者的近9000张肺结节CT影像进行智能检测和识别，将第一轮筛查出的疑似结节标记出来。全程仅用了30min，诊断效率比传统途径提高了5倍以上。

北京一家公司成功研制了系列智能POCT产品——智能化阴道微生态分析系统，依托十二五课题研究与并成功产业化，能够对阴道微生物群结构、功能、阴道免疫应答与阴道屏障等进行多维度评价，嵌入式决策支持系统应能对检测的宏量信息进行整合、分析评价和解读，为临床提供实用可靠、经济简便的阴道微生态综合评价技术；以国家科技支撑计划临床营养项目为支撑研发的智能肠道屏障功能评价系统，通过酶、代谢物指纹图谱技术筛选并构建肠道微生态综合评价指标体系，建立了全普检测并结合决策支持系统对肠道屏障功能进行全面评价；高血压危险分层系统是十二五国家科技支撑计划课题任务，在对慢性肾脏有损害的早、中期患者检测中，通过联合检测患者的钠摄入量和微量白蛋白值，结合高血压患者血压水平，对高血压患者进行危险分层，对不同类别高血压患者低盐健康生活方式指导，以达到降低血压，减少尿蛋白排泌的目的。

磁敏免疫分析仪m16采用GMR微阵列生物芯片及智能微流控技术能够对心脏病、炎症和恶性肿瘤等多种疾病进行早期检测、早期诊断和早期治疗，能极好地实现精准检测、精准诊断和精准治疗的医疗愿景。

"极光M2"——基于微流控化学发光技术的心脏标志物即时定量检测系统，将微流控＋磁微粒分离＋POCT这三项核心技术汇聚，同时还配备云数据处理平台，不仅可实现数据上传，在线问诊，个人数据在线查询并监测等功能，且能准确记录"病程发展"，反馈治疗效果，让主治医生可以集中管理患者信息、动态监测患者身体指标，让医疗检测正式向大数据时代迈进。

整合智慧POCT、物联网技术、智慧医院和大健康生态模式，构建集"iPOCT设备＋智慧LIS、HIS＋APP＋云服务＋大数据"五位一体的物联网智慧医疗生态链价值平台。加强医疗卫生资源整合，力求通过现代物联网技术，以国民大健康数据平台为基础，为卫生健康医疗提供系统的解决方案，是iPOCT产业的发展方向。目前的iPOCT设备呈现以下特点：

1. iPOCT设备已经达到了高通量的要求　随着新医改措施的实施，老百姓的医疗需求得到释放，大量患者涌入大型综合性医院就诊，国内急诊室的拥挤现象十分突出，急诊科的无序状态也使医护人员担忧。而高通量的iPOCT设备具有高度自动化快速检测的能力，例如，特别设计的具有循环进样功能的自动进样系统。用户只需将样本试管架放置于指定的上样位置，仪器检测到样本试管架后自动开始进样测试,测试完成的试管架会被退样机构推到退样区,当退样区试管架放满之后机构自动将试管架通过连接通道推到进样区,使仪器在有限的空间体积条件下能一次连续检测的样本数量达到最大。配合安装在关键位置的传感器能检测到进样机构运行中出现的异常情况,避免出现撞针等可能发生的仪器损坏。复杂的机械和电子传感器设计是实现这些功能并可靠运行的关键。高通量的 iPOCT 设备满足了患者对三级医院的医疗资源丰富的渴求,已经解决了三级医院对大批量标本、长期不关机、快速检测、快速报告的需求。

2. 医疗无线技术领域逐渐成长　　基于 NFC 无线识别技术的电子标签等技术,近场通信无线识别装置是感应器天线与标签天线在很近距离时利用电磁波实现无线通信,特点是标签不需要与感应器有电气连接,并且识读准确率非常高。通过电子标签读写控制器实现每一瓶试剂的物联网功能。试剂、仪器的物联网,对出厂试剂进行运输、使用过程进行监控,建立了对试剂异常事件的预警和快速响应机制。

3. 设备的远程故障诊断和维护系统崭露头角　　通常的 WIFI(无线局域网)接入点都是独立的无线路由或无线交换机,具有 WIFI 接入点功能的 POCT 工作站不仅使仪器本身具备连接互联网的功能,还可以使其他具有 WIFI 连接功能的设备、用户移动终端设备通过仪器实现互联网连接。仪器将局域网无线模块设计到仪器内部,实现仪器与局域网无线模块的联接,这需要硬件电路接口和软件进行专门的设计。基于无线互联通信和物联网技术将测试数据、仪器运行参数、定位信息上传至云服务器,通过现场的长期运行积累实际的相关运行数据,在真实应用环境、真实的故障状态下进行远程故障诊断和远程维护操作,对功能进行改进使之更加完善。

4. 仪器检测数据的云端大数据分析　　云计算和大数据是比较复杂的软件技术,近年来比较热门,已经像雨后春笋般成长,是大数据应用要研究的根本内容之一。在服务器通过无线互联网获取到大量检测样本的数据信息后,做可视化分析、数据挖掘算法、预测性分析、数据质量和数据管理等,使检测到的数据进行临床分析并最终指导临床医生进行选药和治疗。使用大数据分析技术进行发掘出海量、多样化的数据价值。

5. 一机多项目将成为趋势　　一台具有高通量的 iPOCT 设备解决了医院对大批量标本处理的需求,但是同时也对 iPOCT 设备承担更多的项目提出了更多的要求。而不应只检测某一项目,例如某些联检项目像 CRP、SAA 和 PCT 的感染初筛指标组合,心肌标识物的组合,肿瘤标志物的组合等。

(四)iPOCT 设备未来发展趋势

1. POCT、分子诊断和微生物检测(POCT＋Molecular＋Microbiology)相结

合的产品将是未来 IVD 成长最快的细分领域,大量资金会往这里富集。POCT 已经涉及了血液学、生物化学及免疫学等多个医学检验领域,但是微生物学检验由于其被检测物的特殊性,一直未能与 POCT 实现有效链接,而精准医疗的发展又迫切要求检验医学在病毒、细菌检测以及败血症早期诊断方面有所突破。因此分子诊断学的兴起和迅猛发展,毫无疑问地成为 POCT 与微生物检测联姻的最佳载体。目前国际市场上已有一些核酸 POCT 检测试剂,例如美国 Cepheid 公司的 GeneXpert 肺结核检测,30min 可报告结果;而美国 Iquum 公司的流感 A/B 病毒核酸试剂 20min 可完成检测。

2. POCT 自动化。中型全自动和小型半自动才能满足国内医院的市场需求,也符合全球医疗发展趋势,在欧美成熟市场亦是增速较快的细分领域。POCT 自动化在中国是一个尚未被满足需求的巨大蓝海市场。

3. 均相化技术是 POCT 发展的主流趋势,即液相试剂代替固相膜反应。均相反应因不需要分离结合和未结合分子而可以直接检测,相比固相反应速度更快,结果更稳定。以液相试剂代替传统金标固相膜反应为例,可以提高检测灵敏度并使操作更为简化。

4. 微流控、荧光、化学发光、磁免疫、量子点等高新技术,具备高灵敏度、反应迅速,操作更为简单的新技术在 POCT 的应用中会更广泛。特别是微流控技术与传统的基于膜的固相反应技术结合后,将极大地提升检测的精度和通量。

5. 分子 POCT、微阵列蛋白芯片技术也会得到很好的发展和推广,分子和 POCT 结合将在病原体检测、肿瘤标志物、激素类和过敏原检测方面会有较大的发展。

6. 平台联机化是未来重要的应用场景。如 CRP 检测系统与血细胞分析仪的双平台无缝连接,尿常规分析仪与尿沉渣分析仪的连接。这些相关联的检测平台的连接将使检测标本实现共享,同时简化了样本周转环节,避免了人为误差的产生。

7. Panel 联检化已经发展了很多年,未来将会继续深化,结合大数据,会有很好的协同和放大效应。目前应用较多的领域,如 CRP、SAA 和 PCT 的感染初筛指标组合,心肌标识物的组合,肿瘤标志物的组合等。可以预见,未来联检后的数据通过与病史信息,体征指标的迅速组合,自动分析,将为临床医师提供更及时全面的诊疗方案建议。

8. O2O 互联网商业模式的快速发展,通过大数据突破口云端化的质控管理,使医院用户能快捷安全地获取实时质量监控数据,缩短检测结果到患者手上的时间和流程。医院客户通过互联网连接对产品信息的及时反馈也促进了厂家对产品的研发、更新和迭代有了更聚焦的目标。

(五)总结及未来展望

我国正迈入老龄化社会,据 BCG 和 Swiss Re 联合发布的报告预测,到 2050 年,60 岁及以上人口将增至近 4.4 亿人,占中国人口总数的 34%,进入深度老龄化阶段。而 65 岁以上老龄人口的冠心病、高血压、糖尿病、哮喘、关节炎等慢性疾病的患病率是 15~45 岁人口的 3~7 倍,造成了医疗资源的严重短缺。在中国智慧医疗的实现进程中,医疗信息化一直是医疗行业的应用和医疗改革的持续稳定推进的主要手段。但是传统的智慧医院系统,如 HIS、PACS、EMR、LIS 等系统之间集成度低,系统支持综合性临床诊断和决策的能力低下,支持临床科研的能力不尽如人意,导致在进一步提升医院运行效率和专业技能的潜力有限。而 iPOCT 设备恰当的切入,有利于患者的快速就诊、快速诊断和快速治疗。

如果说 iPOCT 设备就是医院信息化系统建设的基础,那么未来的智慧医院应该是什么样的呢?随着 4G 时代智能终端的普及、手机传感技术的升级、iPOCT 设备的逐渐成熟、云计算基础设施的完善、医疗机构信息化基础设施的完善,智慧医疗发展的核心要素已经逐步成熟。在移动互联网的助推下,随着智慧医疗的兴起,可穿戴设备、iPOCT 设备普及率的日渐提高,以及移动宽带网络和服务的拓展,iPOCT 设备将在未来的医疗保健行业发挥重要作用,能够使医院信息系统成为医院的核心资产,并成为未来连接家庭、检验医师、社区卫生和各类家庭医生的枢纽。可以预见,医疗的各个细分领域,从诊断、监护、治疗到给药将全面开启一个智能化的时代,结合商业医疗保险机构,全新的医院、患者、保险的多方共赢商业模式也在探索中暴发。

第五代具有精准化、自动化、云端化特点的 iPOCT 分析仪器以其准确性接近大型分析仪、高度集成的自动化和通过云端大数据进行分析、质量管理服务的标准迈进。通过个性化的智慧信息数据以及大数据分析给患者以精准的治疗方案。iPOCT 设备将在个性化治疗方面与精准医疗方面形成技术衔接与支撑,并推动精准医疗理念落地。未来 10 年,第五代精准化、自动化、云端化 iPOCT 仪器将成为主流,将引领整个 POCT 产业的成长和变革,这将是 POCT 迈向 iPOCT 发展一个新的风向标和里程碑。

三、可穿戴设备

物联网不断以惊人的速度蓬勃发展,在医疗保健领域尤为如此。在可穿戴领域,它与医疗传感设备正在迅猛兴起,可穿戴设备能够监控生物计量指标,从而更高效地管理我们的健康与健身。基于物联网以及云端化的医疗设备具有毋庸置疑的光明前景,但其技术需求也为传输数据的服务提供商以及采集和分析数据的企业带来了各种挑战。

随着 Google Glass 等产品的推出,引发了医疗保健领域的新一轮创新。医生在为患者进行治疗时,可从自己的 Glass 屏幕上调出患者的病历。而急诊室的医生也可使用该技术更快速地对患者进行分诊,显示他们的生命体征、检验结果以及其他相关信息。

(一)定义

什么叫可穿戴设备? 它可以使人类摆脱了电脑和智能手机的限制,通过新的移动网络入口,把医疗检验、传感器、无线通信、多媒体等技术嵌入人们眼镜、手表、手环、服饰及鞋袜等日常穿戴中而推出的设备,可以用紧体的佩戴方式测量各项体征,并可以容纳很多的诊断方式和测试项目,它的特点是快速、准确、可靠,并可以在某些情况下代替实时临床数据。

在广泛的技术条件下,主流技术有光谱技术、生物传感器、横向流动装置、各种贴剂、膏药和连续或离散的操作模式下的微型全分析设备(实验室芯片)。

(二)特点

目前的诊断是基于测量随手可及的体液如血液或尿液中的生物或化学参数,该种诊断为医生丰富了其医疗器械库,为了实现这一目标,诊断测试和程序是必不可少的工具。然而,在最近几年,在诊断学实践中有一种明显的趋势,诊断测试在空间和时间上无限接近患者身边。

随着测定化学、传感器和传感器平台、电子和数据处理、仪器仪表和小型化的技术进步,造就了这种测试方式的可行性。这种近距离检测或现场快速检测,大多数情况下将不断扩大快速诊断检测速度,可加快医疗诊断的决策结果,在事故现场和急诊室、重症监护病房和操作室,需要频繁监测或者不同环境下的患者,如医生的办公室、照顾家庭或患者的家。连续或快速监测的是如血气[氧分压(PO_2)和二氧化碳分压(PCO_2)],葡萄糖、某些离子(Na^+、K^+、Cl^-),激素(皮质醇)和神经递质。中期时间尺度监测的是不同的代谢物和生物标志物,如尿素、肌酐、胆红素和甘油三酯和其他状态的生物大分子,如铁、白蛋白、球蛋白和胆固醇,这种监测不太重要,因为它们的浓度变化持续很长时间。

此外,这种诊断方法可以根据对患者的舒适性影响实现无创性(远程光谱),微创(经皮或随手可得的流体),或有创(血液、脑脊液、静脉注射和皮下植入)。

目前最先进的诊断方法,通俗理解就是一种可穿戴的便携式计算设备,具有微型化、可携带、体积小、云端化、移动性强等特点。因此在人机交互方面与一般的计算设备或者说智能设备不同,是一种人机直接无缝、充分连接的交互方式,这些方法适用于给分散和需要实时监测的患者(即可穿戴式)进行有效的患者管理和护理提供关键参数分析,这样的数据还可以自动实时传输至云端进行管理、存储和大数据分析。

一个特别需要关注的重点是已经发展了超过 3 年的血糖监测技术,连续的可穿戴式葡萄糖传感器是一个闭环的胰岛素输送系统的重要组成部分,这项技术同样适用于其他衰弱性疾病需要长期监测和管理的情况。

糖尿病是一种折磨了全球 6% 人口的疾病,它的特点是由胰岛素分泌缺陷或胰岛素作用或两者兼有引起的高血糖。糖尿病与心血管疾病、失明、截肢的严重并发症和肾功能衰竭等相关联,并可能导致过早死亡。

经过仔细监测和控制血糖浓度,已确认糖尿病患者的长期健康是可以明显改善的。因此,糖尿病控制的一个重要方面是普通患者自我监测血糖水平,进行葡萄糖检测一天需要 4 次以上穿刺皮肤来收集毛细血管的血液样本。

目前每年在市场上进行 70 亿次血糖测试,市场价值约 40 亿美元,在未来 5 年内糖尿病的发病率在全球范围内将达到流行程度。

如果可以选择,大部分患者宁愿无创抽血检测,因为它省却了痛苦的扎针、失血,并消除了潜在的传染性疾病和血液浪费,同时实现了连续实时监测,让医生加快治疗的响应时间。

因此,现代研究的一个重要目的是消除皮肤穿刺的要求,开发出准确的、可靠的、连续的和微创的葡萄糖传感器。这种装置的使用将显著改善糖尿病患者的生活,并减少高血糖和低血糖长期并发症持续性的直接风险,实现更好的整体血糖控制。用于测量葡萄糖浓度的连续监测方法,用于经皮渗出液和其他可获得的体液,如唾液、呼吸、汗水或眼泪。

(三)类型

一个真正植入皮下的传感器或无创技术相关的技术挑战,是围绕着化学、皮肤和其他组织形态的复杂性和询问远程传感器的入射辐射的能力。

1. 无创技术　测量生物液体中的葡萄糖浓度的无创技术依赖于光谱测量,使用电磁辐射的通信方式。

在一般情况下,照射、吸收或散射辐射组织,进行了分析并处理以提供一个测量值,该测量值与组织中的葡萄糖的浓度成正比的。如红外技术(MIR,2500~50 000 nm)和近红外(NIR,700~1400 nm)光谱,Kromoscopy、热红外、拉曼光谱、旋光色散、光学相干断层扫描和光声光谱都经过不同程度的临床试验成功监测到经皮和泪水中的血糖浓度。

基于光声光谱原型的手表已经开发出来,并在 10 例正常对照组上有良好的检测,所有的点都落在克拉克误差网格的临床可接受的区域。一般而言,这些方法都缺乏选择性、灵敏度、空间或时间分辨率。例如,用红外光源测量血糖(从分子的基本拉伸和弯曲的得到吸收带的结果)被极大的限制,大量光被背景水和其他分子所吸收,因此,红外光只有很少一部分通过组织。在这个窗口中,葡萄糖吸收峰是比较弱的,有复杂的混合物,满足任何传输或反射近红外,需要多波长和多变量分析与校准量化葡萄糖。

2. 经皮技术　透(经)皮技术的目的是利用物理方法获取在皮肤组织液中的葡萄糖浓度(ISF)。传统的家庭监控技术获取的样本是真皮毛细血管的血液,虽然许多新方法尝试获取组织间液葡萄糖作为样本,但质量参差不齐。这种技术通过真皮和皮下脂肪 0.3～0.6 mm 位置,从皮肤表面的血管进入获取全身循环的葡萄糖和氧气。ISF 占真皮的体积分数为 45%,胶原蛋白和弹性纤维约占细胞和血管的 5% 和 50%。

然而,人们对血和 ISF 之间的关系仍然是知之甚少,在血流或代谢率的影响下,ISF 的变化也会受到影响。ISF 等同于 20%～110% 的血浆中葡萄糖的水平,ISF 的变化比血浆中葡萄糖的变化提前,多达 45 min 的延迟,平均滞后时间是 6.7 min。例如,注射胰岛素后,监测 ISF 有一定的延迟,这种样本中的 ISF 延迟现象可以通过引入一个校正误差系数来改善监测装置。

针对监测的情况不同,建议对所有的电流葡萄糖传感技术进行校准。本校准的临床意义是不言而喻的,如果在校准系统有偏差,后续所有的低血糖、高血糖的警报和胰岛素剂量可能不够准确,从而不能准确反映临床情况。

目前已经成功开发了许多通过获取皮肤 ISF 的可穿戴测量诊断设备。大多数方法涉及皮肤、身体刺穿或采用其他技术经皮提取 ISF。例如,经葡萄糖传感系统,采用脉冲激光束创建直径<100 时的电化学方法,微孔热消融通过皮肤最外层的角质层,收集经皮组织间液的一次性真空装置用于监测葡萄糖浓度变化。

还有一种方法是使用 175 μm 厚的空心硅微针刺破皮肤,通过微量毛细管作用获取约 200 μl 血液,由传统的酶电极系统采用葡萄糖脱氢酶甲染料化学分析。同样,在负压作用下的玻璃微针阵列用于 1～10 μl 样本的 ISF 监测。已制造出无机和高分子材料的实心、空心和涂层微针用于药物的经皮吸收取样,这种方式可以应用于诊断、监控和药物输送。最近,利用微针方式,这种微创的疼痛仅仅相当于蚊子咬的疼痛。Kumetrix(Union City,CA,USA)与微针集成到一个单一的设备。这只需要一步就可以检测少量血液样本,特别适合于新生儿血液检测。皮肤组织液检测方法适用于检测直径只有几毫米的水疱。10～20min 的重复测量疱液 ISF 的含量被很多业界专家质疑,毕竟组织间液和血糖水平之间的相关性是不成立的,虽然一些证据表明二者有很好的相关性,但真空可能会导致细胞损伤从而无法找到明确的相关性。

这项技术的临床研究一直持续进行,更多开放性病变患者与糖尿病患者都被囊括其中。其中利用负压吸泡蛋白质组分析的皮肤疾病,如表皮坏死松懈症和复杂区域疼痛综合征 1 型具有潜在的诊断价值性。另外使用低频超声(20～

100kHz)的纵向波的膨胀和收缩的气体包裹在外层的角质层,通过空化效应的 ISF 的释放增加皮肤的渗透性,从而打开通道。这项技术已经应用在大鼠和糖尿病患者体内葡萄糖监测的研究中。在人类患者中,使用 20kHz 的超声波作用多达 2min,相当于使用磷酸盐缓冲液含 1%(重量/体积)十二烷基硫酸钠辅助 5min。然而,长期的安全性和有效性问题仍然是需要突破的难点。

3. 皮肤电子贴片　无线电子贴片使用无源射频识别(RFID)技术,加上一个软的、灵活的、无过敏和防水的皮肤补丁,成本较低。它们可以包含任何的关键数据、血型,并链接到一个图片识别或医疗记录。它们可以读、写或密码保护,可以与有 RFID 功能的手机通信,如 Wi−Fi 的个人数字助理(PDA)、无线笔记本电脑和其他 RFID 阅读器。

最近,这一技术与传感器的功能结合到手机中,将对葡萄糖、胰岛素、温度、或压力进行监测的数据通过手机传输给个人。Toumaz 公司 sensium 系统(Toumaz,阿宾登,英国)是一种超低功耗传感器接口和收发平台运行在 2 倍以下的功率的医疗保健和生活方式管理应用程序的手机。手机包括可重构传感器接口,采用 8051 处理器的数字块和一个射频收发器模块,组装在一数字系统中。

无线数字贴片只有扑克牌大小,可直接放在患者胸部,数字芯片就能把生命体征数据,如心率、体温和呼吸速率、pH 值、葡萄糖、溶解氧和二氧化碳的数值通过无线网络反馈到医院、医生的手机或 PDA 中,从而提醒工作人员关注患者的生命体征变化。

监测 ISF 水平电子贴片反向离子电渗疗法,是基于一个低电流应用带动带电极性物质通过皮肤以更快的速度被动检测浓度数值的方法。皮肤在生理 pH 下带负电荷,因此选择透过阳离子,低电流条件下,诱导对流溶剂流动、电渗透和运输中性小分子。这种技术首次应用于监测 Na^+ 和 K^+。不过在持续时间较长的实验中,这种电解产品容易损伤皮肤。电渗透穿过皮肤反向离子电渗监测葡萄糖的的方法已用于监测糖尿病患者的血糖水平变化。

更早之前反向离子电渗疗法已经用于其他诊断中,包括监测前列腺素 E_2(PGE$_2$)、苯丙氨酸、尿素和乳酸。所谓的"智能贴片"涉及的聚二甲基硅氧烷(PDMS)为基础的生物微机电系统(BioMEMS)装置,通过局部微加热器监测患者皮肤的角质层葡萄糖热消融后变化。

4. 呼吸分析　在每万亿范围,人类呼吸中含有大量的挥发性有机化合物(VOCs)。然而,尽管人们对大多数 VOCs 的起源和病理意义知之甚少,一旦呼吸水平升高一些,如氢气、乙烷、丁烷、戊烷、一氧化氮(NO)、二氧化碳、氨和挥发物(例如乙醇和丙酮),就可用于监测涉及患者代谢和病理条件有关的脂质过氧化、心力衰竭、哮喘、囊性纤维化、糖尿病酮酸中毒、酒精中毒、胃肠道疾病以及潜在的癌症。例如,丙酮的产生,众所周知是由于高脂肪生酮饮食增加、糖尿病酮症酸中毒、分解增加(如饥饿)。

初步的研究已经表明,多呼出的挥发性有机物可作为一种生物标志物反映血糖水平。呼吸分析结合适宜的转导模式,如皮肤状态、文身或智能衣服也是一种用来实时监测和管理这些受限患者的手段。

5. 智能服装　智能纺织品可以编织、包含嵌入式传感器,用于监测体液,如呼吸、血液和汗水。使用智能衣服创建有效的监测组,可以满足一些院内慢性病患者及精英运动员的监测需求。使用测试贴片用来测量酸度、盐度、排汗,但这项技术尚未应用于试验志愿者。预计该技术将最终能够满足监测身体的生命体征、评估伤口愈合的进展、确定疾病和感染的早期阶段、突出异常代谢的预期目的。

6. 接触镜片的传感器　眼区域组织液监测已被确定为一个可能替代微创的方法,使用光学方法在体内监测葡萄糖浓度。角膜和泪水提供了一个低散射的窗口用于监测葡萄糖浓度的区域,但这个方法仍然需要复杂的检测设备和数据处理。然而,目前提出的隐形眼镜监测血糖浓度,不仅能够矫正视力,也可用于无创监测泪液中的葡萄糖浓度,眼泪中的葡萄糖浓度是一个可靠的血糖浓度替代品。这种方式已被提出作为糖尿病管理的新范式。

普遍认为泪水葡萄糖水平低于血液中的实际葡萄糖浓度。最近,一项研究发现,6 位非糖尿病患者泪液中的范围为 $128\sim166$ $\mu mol/L$,平均血糖浓度为 139 mol/L。这些差异很可能是由于使用不同的方法收集泪水——使用化学刺激的眼泪收集器为玻璃毛细管,机械刺激的液体收集使用的是滤纸,对比两种方法最后发现,由于角膜和结膜上皮细胞的机械刺激会导致葡萄糖浓度变高。

创建敏感性较高的葡萄糖监测隐形眼镜,需要将一个合适的葡萄糖受体和传感器纳入隐形眼镜中。传感器相对成本较低,可以通过高压灭菌消毒批量生产无毒、无动力和可逆性的产品。硼酸是已知水介质中广泛作为葡萄糖传感器受体的一种。

泪液葡萄糖监测面临接触透镜传感器技术的发展。在隐形眼镜中采用了一种替代材料,该材料是利用葡萄糖响应性光子晶体聚合胶体光子晶体(PCCA)。这些材料包括含直径为 100 nm 的单分散聚苯乙烯珠,形成一个布拉格光栅和衍射光在可见光区域的嵌入式阵列水凝胶。硼酸受体已纳入了全息图记录葡萄糖传感器的水凝胶。

全息光栅能够强烈地表现出体积变化的影响,这通常包括卤化银照相乳剂涂布于玻璃或塑料基板上,并通过镜子反射激光的干扰入射光束建立驻波干涉图案。这种干涉图案被记录在一个潜在的图像中,经过常规的开发和固定的步骤,表现为一个三维图案,包括超细晶粒的金属银,直径 20nm,分布在整个聚合物膜的厚度。

银颗粒放在平行的平面,称为条纹,并通过距离与他们的建筑中使用的激光分离。干涉平面平行于衬底表面,并作为一个布拉格光栅。白光照明下,每个条纹平

面的部分反射之间的建设性干扰,给出了一个特征谱峰的波长约受布拉格的限制,并确定由全息条纹的间距计算如下:

$$m\lambda = 2n\delta\sin\theta \qquad (18)$$

式中,m 是衍射级,λ 是光在真空中的波长,n 是系统的平均折射率,δ 是衍射平面的间距,θ 是入射光的传播方向和衍射平面之间的夹角。

典型的校准曲线与全息传感器显示一个假定的四面体硼酸葡萄糖复合糖。任何物理、化学或生物机制,会改变条纹的间距或平均折射率(n)产生明显变化的波长(颜色)的反射全息图。含侧链取代的硼酸盐的丙烯酸聚合物已被开发作为葡萄糖传感器和葡萄糖浓度监测的隐形眼镜中。

7. 皮下植入装置　对分析物在人体代谢,如 PO_2、PCO_2、pH、电解质和血糖浓度起主要作用的是实时连续测量生物传感器和乳酸。然而,广泛使用的微型化学传感器的急性糖尿病、使人衰弱的神经系统疾病和心脏病已经严重阻碍了不稳定的分析结果,往往在植入这种装置时,会引起生物反应。对乙酰氨基酚使用传统的酶电极是基于葡萄糖氧化酶(GOX)与各种介质减少抗坏血酸和尿酸对葡萄糖浓度监测的干扰。

美敦力(Minneapolis,MN,USA)连续血糖监测系统采用留置导管的电流型葡萄糖传感器。其中传感器漂移是一个相当大的问题,虽然该设备监测的结果与参考葡萄糖浓度显示出良好的相关性,但繁琐之处是该设备需要一天校准高达 4 次。其他皮下设备使用改进的介质、无线操作、微透析系统、光纤探针。确定测量的 ISF 和血浆葡萄糖浓度对应的关键因素有:植入部位(组织对葡萄糖的利用、血流量、当时的胰岛素水平和局部组织反应)和植入装置的细节(大小、固有的灵敏度、滞后时间、采样频率)。

然而,分析表明,血和 ISF 之间的关系不是由胰岛素和血糖平衡,ISF 延迟可以用适当的算法校正的。此外,大多数设备表现出良好的体外特性,但在一段时间内植入的传感器功能会逐步丧失。对于大多数传统的电化学传感器来说,性能衰减是催化剂不稳定,相关的缺氧、电化学干扰、介质泄漏、介质毒性或致癌性、植入的组织反应(包括蛋白质吸附和炎症细胞的聚集)、传感器周围纤维囊形成导致。最近的研究表明,疏水性的无释放聚合物可用于外套管式电流传感器,用来减少对这些设备的影响。

(四)总结及未来展望

可穿戴式传感器技术平台,所有级别的患者的接受程度,从有创到微创到理想的无创性系统,这些都随着技术的进步在改进。

可穿戴式设备另一个重要方面是如何处理本地和全球范围内的医疗保健环境中这些系统中的数据提取及分析,关键的考虑因素是在低功耗的可穿戴式设备上通过无线电和智能信息处理上,如何创造廉价的可穿戴式传感器。一种低功耗甚至无需消耗电力的非接触式的实时连续监测,可以让患者自由运动。此外,从患者的低功率无线链接可以通过中间收发设备,如手机、PDA 或笔记本电脑,通过电信网络、医生或医疗服务提供者的数据库和监控管理系统,从而提供安全服务的新水平。然而到目前为止,可穿戴 POCT 的理想传感器平台仍然是难以捉摸的,将需要通过更多的努力,减少校准误差来加强可靠的临床决策。

第三章　POCT 临床及应用

随着经济的发展、社会的进步和人口整体素质的提高,新的技术、新的理念和新的思维引入医学检验领域,使医学检验技术呈现两大发展趋势。一方面是在疾病诊断治疗及维护人体健康过程中(特别是健康信息档案的建立)需要掌握的个人健康信息量越来越大,使临床检验向高速度,高自动化,高智能化,高信息传递,高精度分析结果方向发展。另一方面,由于医学模式和人们对健康理念的改变,自我保护意识的增强,人们对有关医疗、保健知识的了解及关心程度不断提高,特别是亚健康及慢性病患者需要经常对身体的相关临床指标进行监测,以保证运动、饮食、用药情况符合自己的身体需要,这些需求促使 POCT 取得了快速发展。现场快速检测技术以及相关产业链在国家相关政策的大力扶持下,已经呈现飞跃式发展。POCT 技术广泛应用于临床检验、应急反恐、慢病监测、灾害医学救援、传染病监测、检验检疫、食品安全、毒品检验等公共卫生领域。

第一节　医　院

在临床领域,POCT 的主要优势在于:设备小型化、操作简单化、结果报告即时化,相较传统实验室检测方法可以大幅度地缩短样本周转时间(TAT),可使患者尽早得到诊断治疗,契合了当今社会发展状态下高效率、快节奏的工作生活方式,满足了人们对疾病诊治时效性上的要求,不仅提高了医疗工作效率,而且还使患者满意。

在医院内,POCT 医学装备应用广泛,包括大型综合性医院里面的检验科、急诊科、手术室、ICU、呼吸科、心内科、手术室等临床科室;在基层医院、社区保健站和私人诊所等基层医疗机构也深受欢迎。这种技术以其时效性和灵活性方面的独特优势与传统检验形成互补,也很好地弥补了基层医疗机构传统检验资源不足的问题。仅以急重症疾病救治为例,在多种急重症检验中,临床医生对快速报告与结果可靠的要求非常迫切,急诊或者围术期出血时,实验室的平均周转时间(TAT)为 45~90min,一般标准化实验室的时间大约比 POCT 长 1.5h。POCT 以其操作简便而且能够快速检出结果而备受临床类似需求的青睐,POCT 测定不需要血样送检,无须等待报告,可以很快给患者调整用药剂量。POCT 可以满足临床医生对这些指标快速准确报告的迫切需求,以便快速做出正确临床决策,挽救生命。

从信息的价值上说,检验结果虽然多数是量化指标,但是对于临床诊断而言,往往归结到"是"与"否"的性质问题,也就是说下一步如何做,即临床决策。难于决策不仅对患者是最大的危害,也令医生面对病痛中的患者十分无奈。如果不用标本送检,在初步具备临床判断时即可展开检测,将最大程度地帮助临床医生,也体现了测试在减少临床决策不确定性中的重要价值。

临床POCT综合成本低,实验人员面临的最大问题是控制诊断的成本。从"单个检验成本"方面考虑,POCT相对较高;但在许多情况下POCT的应用不仅可以改善实验结果而且可以降低资源的占用,包括患者住院的时间,采样时间,医护人员的占用时间等。

一、检验科

POCT区别于传统检验一个明显特点,是可以和患者直接交流沟通,更能了解临床情况。"以患者为中心"是面向21世纪的先进理念,是对"以标本为中心"的实验室模式的重大突破。这就要求检验医师不但能够与临床医师交流互动,更能够与患者直接对话,真正实现人性化、个性化的医疗模式。未来的检验将呈现分散化趋势:以更接近患者的方式分布在整个医院和社会的门诊部,美国目前将近80%的检验工作在距离患者几步远的仪器上完成,中央实验室仍将存在,但主要用来处理和分析床边仪器不能检测的标本。我国正处于POCT快速发展替代检验医学格局的转变时期,未来5～10年POCT检测可能达到医学检验的70%～80%。

(一)生化诊断

生化诊断是指有化学显色反应、酶促反应或者抗原抗体反应参与,主要用于测定血浆、血清、尿液及脑脊液中酶类、糖类、脂类、蛋白和非蛋白氮类、无机元素类等生物指标。临床生化诊断是最早实现自动化的检测手段,也是目前最常用的体外诊断方法之一。目前,POCT生化分析仪检测原理分两大类,一类是采用反射光检测原理、反应载体是干式试纸条,代表厂家有"强生""爱科来""罗氏""富士"等;一类是采用透射光检测原理、反应载体是装有冻干试剂的反应盘,代表厂家有"微纳芯"等。常规检测项目有:

肝功能:谷丙转氨酶(ALT/GPT)、谷草转氨酶(AST/GOT)碱性磷酸酶(ALP)总胆红素(T. BIL)直接胆红素(D. BIL)、总蛋白(TP)、白蛋白(ALB)。

肾功能:尿素氮(BUN)、肌酐(Cre)、二氧化碳结合力(CO_2)、尿酸(UA)。

血脂:总胆固醇(CHO)、甘油三酯(TG)、高密度脂蛋白胆固醇(HDL-C)、低密度脂蛋白胆固醇(LDL-C)。

心肌酶:肌酸激酶(CK)、肌酸激酶同工酶(CK-MB)、乳酸脱氢酶(LDH)。

血糖:葡萄糖(GLU)。

(二)免疫诊断

免疫诊断是应用免疫学的理论、技术和方法诊断各种疾病和测定免疫状态。从临床学的角度来说,免疫诊断可应用于检查传染性疾病、免疫性疾病、肿瘤和其他临床各科疾病。

免疫检测方法主要包括:放射性元素标记的抗原检测,胶体金检测,酶联免疫反应,荧光、上转发光、量子点、化学发光检测等。POCT 免疫诊断产品主要运用胶体金检测法和荧光检测法,可体外定量检测人血清、血浆、全血或尿液中心肌肌钙蛋白 I、N-端脑利钠肽前体、超敏 C 反应蛋白、肌红蛋白、肌酸激酶同工酶、D-二聚体、降钙素原、胱抑素 C、糖化血红蛋白、微量白蛋白等的含量,检测结果用于临床辅助诊断。

(三)微生物

POCT 在微生物学检测中的应用主要是快速检出某些病原菌。美国 NACB 感染性疾病应用指南总结了当前使用 POCT 检测微生物指标的情况。POCT 对 A 群链球菌的检出是快速有效的,与临床资料相符。目前已开始使用分子检测手段对 B 群链球菌进行筛查,但是还不太适合广泛开展 POCT 检测。对幽门螺杆菌可以采用 POCT 方式进行快速检测,其敏感度和特异度均较高。发生社区流行性流感病毒时,可使用相应的 POCT 仪器和试剂完成检测,但需注意阴性结果不能排除流感病毒感染。另外,使用 POCT 方式检测艾滋病病毒(HIV)能达到与常规实验室酶联免疫法测定相当的敏感度和特异性,因此强烈建议在高危人群中使用这种快速手段筛查 HIV,降低 HIV 在人群中的传播率。上转发光免疫分析技术可实现人体排泄物中大肠埃希菌 O157、金葡萄球菌等致病菌的快速定量检测。

值得注意的是,使用 POCT 方式在微生物学领域检测病原菌,只是快速方便的一种手段,并非鉴定病原菌的金标准,通常需要依靠培养来确诊。

(四)分子诊断

分子诊断技术是应用分子生物学方法检测患者体内遗传物质的结构或表达水平的变化而做出诊断的技术。分子诊断是预测诊断的主要方法,既可以进行个体遗传病的诊断,也可以进行产前诊断。分子诊断的材料包括 DNA、RNA 和蛋白质。

目前已有企业涉足分子诊断 POCT 产品。例如美国 Iquum 公司出品的 Liat 分析仪是一款分子诊断系统,它把检验过程精简为简单的三步:把原始的生物样本收集到 Liat 试管里,扫描试管的条形码以识别检验和追踪患者样本,再把试管插入 Liat 分析仪。分析仪自动执行所有要求的测定步骤并在内置的触摸屏上报告检验结果。不需要手工添加试剂,也不需要操作员干预和数据解读。目前用于快速免疫检测、鉴别甲型流感和乙型流感病毒。该产品可提供与实验室检测相媲美的可靠和准确诊断结果,目前该产品已获得 CE 认证及 FDA 批准。该公司于 2014 年被罗氏收购,并被整合入罗氏分子诊断(Roche Molecular Diagnostics)。通过这一收购,罗氏快速进入了分子诊断的即时诊断(POC)细分市场。罗氏诊断首席运营官 Roland Diggelmann 称,随着 IQuum 的收购,罗氏将利用服务于 POC 细分市场的尖端技术和产品进一步增强自身的分子诊断部门。患者将从现场(on-the-spot)的准确诊断中受益,这种诊断技术使得医疗保健专业人员能够在灵活的环境下做出快速、知情的治疗决策。

(五)血常规

血细胞分析仪是临床检验工作中最经常使用的设备之一,用于实现血细胞的分类计数与分析,现有的该类设备多采用库尔特电阻法或者激光流式检测法,这些方法经过多年的发展与演进,性能渐趋完善,但由于基于以上技术的设备具有非常复杂的流路、光路与电路,体积和重量较大,对操作者和使用环境要求较高,并且需要进行频繁的保养与维护,只适合在条件良好的大型综合医院中使用。当前我国正在大力推进社区与乡镇医疗,使基层医疗单位拥有基本的临床检验工作开展能力,显而易见,传统的血细胞分析设备无法满足以上需求。20 世纪 30 年代,Wintrobe 率先提出了棕黄色层的分层特性和体积改变可在某种程度上反映白细胞和血小板的变化。Wardlaw 对这一理论进行了进一步的完善和发展,提出了血细胞毛细管离心分层分析技术,1983 年,他正式将该方法应用于临床血细胞成分的测定中,作为目前广被认可的血细胞检测方法,毛细管离心技术一直为各国研究人员所重视。以此为基础,美国 QBC 公司推出了小型化的干式血细胞分析仪,该设备采用干化学分析管,可在 5min 内提供血细胞的 9 项参数。

二、临床科室

近几年来,POCT 在临床工作中得到了越来越多的应用。我国临床常用的 POCT 检测项目主要应用于内分泌疾病、心血管疾病、感染性疾病及其他一些疾病的快速检测。

(一)新生儿科

新生儿的平均血容量为 80~100ml/kg,而发育迟缓的婴儿的其血容量为 40~50ml/kg。实际上,与实验检测相关的血液丧失是早产儿贫血和需要输血的主要原因。并且新生儿合成(促)红细胞生成素能力不如成人,红细胞的寿命也短于成人。因此,避免和减少新生儿的输血要求也是新生儿护理的重要部分。减少不必要的血液丧失对新生儿护理尤为重要。全血分析可以用较少的标本量完成多种类型的检测,极大地减少了新生儿检测相关的血液丧失,目前已经广泛用于新生儿检测。

近年来,医源性贫血(IBLA)问题在新生儿患者中越来受到关注,Buchegger 等使用带内标的微型蛋白芯片-POCT 法来检测新生儿败血症试图解决这一问题。他们采用蛋白微阵列 POCT 同步定量检测败血症患儿血清中的相关蛋白:白介素-6、8、10,E-选择素,肿瘤坏死因子 α,S-100 蛋白,降钙素原,CRP 和新蝶呤等,准确性和重复性都能满足临床需求,该蛋白芯片仅需 4 μl 患儿血清即可满足检测要求,最大限度地减少了新生患儿因过度抽血引起的痛苦。

此外,随着科学的发展,新生儿 POCT 产品将越来越多,极大地提高新生儿存活率。例如,FDA2014 年批准的 PerkinElmer 的 EnLite Neonatal TREC Kit,是首个获批上市的检测新生儿重症综合性免疫缺陷(SCID)的试剂盒。EnLite Neonatal TREC Kit 的使用方法非常简单,仅需要从新生儿脚后跟获取几滴血液,该试剂盒就可以检测新生儿基因组中的 T 细胞受体切除环 DNA 序列(TREC DNA)是否降低或缺失,这是患有 SCID 的新生儿的特征。

(二)儿科

成人和儿童的就诊方式完全不同,适合儿童的诊断行为需要轻便、易用,样本需求量少,样本无须预处理,快速得出诊断结果等。POCT 除了结果快速可靠外,父母还可以一直陪伴在孩子身边,随时了解孩子的病情,更好地与医护人员交流,增强了治愈疾病的信心,这是大型实验室检验设备所无法实现的优势。

例如:由过敏引起的变态反应性疾病临床通常使用的方法是 SPT,即皮肤点刺试验,常常为了能够找到真正的过敏原,需要连续点刺数十针,给患者造成很大的痛苦,而蛋白芯片的问世则可以轻松地解决这一问题,一次采血就可以方便地查找出数十种甚至上百种的过敏原,既减少了患者的痛苦,也减轻了家属的担心,同时还大大节约了医疗的支出。

(三)心内科

心血管检验是整个心血管领域中的"瓶颈"学科,因为只有在尽可能短的时间内正确诊断疾病,才能及时有效地将先进的治疗手段用于临床,使患者受益。近年来,对于心血管生物标志物的研究日益深入,积累了大量临床经验和证据,逐步明确了它们的临床适应证和新的研究领域,推动了它们的临床应用。生物标志物的监测可直接影响心血管疾病患者的临床诊断、危险分层、治疗方案选择和预后判断。

心脏标志物全称为心脏损伤早期标志物,是指心脏损伤后 6h 内血中水平升高的标志物,是临床中诊断心肌梗死、心肌缺血、心力衰竭等心脏疾病的重要检测指标,主要包括肌酸激酶 MB 同工酶(CK-MB)、心肌肌钙蛋白(cTn)、B 型尿钠肽(BNP)等(表 3-1)。心脏标志物是 POCT 细分市场中增速最快的业务,目前年收入规模已经超过 9 亿美元,年均增速 14%。高速增长的核心因素是这些心脏标志物快速检测的重要性得到了循证医学的广泛支持,美国临床生化科学院(NACB)、美国临床化学学会(AACC)、欧洲心脏病学会(ESC)等组织均早已将这些标志物的检测列入心脏疾病预防与诊治指南,并在 2000 年之后的会议上逐渐列入 POCT 内容。

表 3-1　典型心脏标准物

心脏标志物	临床意义
N 末端心房利钠肽(NT-ANP)	心力衰竭指标,用于心力衰竭的诊断、治疗效果评估
肌红蛋白(Myo)	心肌梗死标志物,可用于心肌梗死的早期排除、病情监测和预后
脑尿钠肽(BNP)	心力衰竭定量标志物,不仅反映左心室收缩功能障碍,也反映左心室舒张功能障碍、瓣膜功能障碍和右室功能障碍情况
心脏型脂肪酸结合蛋白(H-FABP)	心肌损伤标志物,用于心肌梗死的早期诊断
D-二聚体(D-Dimer)	深静脉血栓和肺血栓栓塞的排除指标,可用于血栓排除、辅助诊断和治效果评估
肌钙蛋白-I(CTn-I)	心肌梗死标志物,可用于心肌梗死的早期排除、病情监测和预后
肌酸激酶同工酶(CK-MB)	心肌梗死标志物,可用于心肌梗死的早期排除、病情监测和预后
脂蛋白相关磷脂酶 A2(Lp-PLA2)	新型的血管内皮炎症因子,是冠心病、心血管事件和卒中风险的一种独立危险因素和预测因子
髓过氧化物酶(MPO)	动脉粥样硬化危险因子,可以作为新的预测心血管事件发生的标志物

口服抗凝药治疗是预防血栓栓塞性疾病最有效的办法之一,特别是预防心房颤动伴发的脑卒中、心脏换瓣和术后静脉血栓的预防方面。其显著的临床效应使接受华法林治疗的患者数目大幅增长,英国几乎以每年 10% 的速度增长。此外,由于饮食和药物代谢等原因,患者的 INR 不可能保持一成不变,因此,建立 INR 的长效监测机制至关重要。在剂量调整期 INR 测定的频率为每周至少一次,直至结果稳定。提高监测频率将有助于 INR 稳定在治疗范围内。面对巨大的工作量压

力,越来越多的 INR POCT 产品出现在国内外市场。

现在临床中诊断心肌梗死、心肌缺血、心力衰竭等心脏疾病等统称为胸痛发作性疾病,大型医院都在成立以心血管介入治疗中心为核心的"胸痛中心",开辟绿色通道,及早挽救患者的生命。以此为需求,就要解决院前急诊急救的问题,以心机标志物检测、心电图检查、血压、血氧及相关体征检查指标为基础,加上软件智能诊断、数据传输、远程会诊的集成解决方案在"胸痛中心"广泛使用,彻底打通了从胸痛报警开始到进入心血管介入治疗中心全绿色通道,大大缩短 door to baloon 时间。这是 POCT 产品作为一种新型的使用方式。

(四)血液科

血液系统疾病是指原发或主要累及血液或造血器官的疾病,主要包括各类红细胞疾病、白细胞疾病及出血性疾病。共同特点主要表现为骨髓、脾以及淋巴结等器官的病理损害,周围血细胞和血浆成分的病理改变,免疫改变及出凝血功能改变。血液系统疾病的检查主要是骨髓及血液细胞学检查,但必须结合患者的病史以及临床表现等才能最后做出相应的诊断。目前,血液系统疾病相关的快速检测逐步进入到临床,如血红蛋白检测、红细胞沉降率检测、传染性单核细胞增多症检测以及抗人球蛋白检测等。

此外,POCT 产品还用于出血与血栓性疾病的检查,特别是凝血机制检测方面发展迅速,如口服抗凝药的治疗性监测,心脏手术进行中的凝血监测,肺部血栓和深静脉血栓的鉴别诊断,如凝血酶原时间、部分凝血活酶时间、纤维蛋白原、D-二聚体检测等,最近几年又出现了 POC 血小板功能检测仪用于快速检查血小板功能。

绝大多数凝血分析是采血后送到实验室由自动化凝血仪进行检测的,周转时间长,送检和存储不当容易影响标本质量。POCT 类仪器应运而生,活化凝血时间(ACT)是其中应用的最充分的指标,主要在临床科室使用,一滴末梢血即可得到肝素抗凝的大致效果。其次是 INR,在国外已经发展到像血糖那样到了患者自测的阶段,极大地方便了治疗性监测,其可行性和实用性也在专门的抗凝诊所得以证实。目前国内开展自测可能为时尚早,我们仅讨论如何实现良好的临床应用。

凝血酶原时间(PT)和 INR 的 POCT,口服抗凝药治疗是预防血栓栓塞性疾病最有效的办法之一,特别是预防房颤伴发的脑卒中、心脏换瓣和术后静脉血栓的预防方面。其显著的临床效应令接受华法林治疗的患者数目大幅增长,英国几乎以每年 10% 的速度增长。此外,由于饮食和药物代谢等原因,患者的 INR 不可能保持一成不变,因此,建立 INR 的长效监测机制至关重要。在剂量调整期 INR 测定的频率为每周至少一次,直至结果稳定。提高监测频率将有助于 INR 稳定在治疗范围内。面对巨大的工作量压力,越来越多的 INR POCT 产品出现在国内外市场。

用于肝素抗凝监测的 POCT,肝素监测在住院患者特别是监护患者中是相当频繁的,长时间等待阻碍了凝血紊乱的快速诊断和快速有效的抗凝。尽管国内肝素监测的 POCT 应用相对成熟,实际上也仅限于 ACT 测定,ACT 并非是唯一之选,APTT 检测的 POCT 提供了这种可能。肝素抗凝监测受到很多因素的干扰,比如肝素使用过量、鱼精蛋白、获得性的因子缺陷、DIC、原发性纤溶等。由于广泛存在的原因,比如个体、仪器或试剂差异,很难建立抗凝效果和凝集时间延长的多少之间的关系。通过调查发现,POCT 与自动化仪器之间 APTT 相关性不很理想,APTT 的一致性远不如 PT。由于不像 INR 那样经过校准计算,APTT 的秒数基本不可比,POCT 略高于自动化凝血仪的结果,而且测定范围宽,在高值区间不便比较。APTT 测试本身由于对试剂非常敏感,自动化凝血仪组合不同 APTT 试剂测定同一血浆的结果并不一致,肝素治疗患者的差异更高达 200%。POCT 技术具有与自动化凝血仪不同的方法学特点,即便质控标本的检测有一定相关性,差异也难以忽略。

凝血功能的总体评价,所谓总体评价,是指这类设备不同于以往单一检测某些凝集成分数量和活性的方法,通常记录了血液从凝集到纤溶的全过程,因此比较全面地提供关于患者凝血功能各方面的基本信息,已经形成了独特的 POCT 门类。目前在国内主要有两种此类 POCT,都是基于血液凝集过程中黏弹性的变化进行检测的。血栓弹力图,即所谓的 TEG(Thrombelastography, Haemoscope, IL, USA),检测时随着血块凝集强度的增长和减弱生成一条凝集力曲线,该曲线可以直观地反映全血凝集和纤溶的情况。血小板功能分析对时间有严格的要求,原则上应在采血后 2h 内完成,才能反映体内凝血功能的实际水平,未抗凝的新鲜血比枸橼酸抗凝血的结果更可靠。TEG 与血小板聚集率的总体检测时间大体相当,如果进一步提高其检测速度将会给临床带来更大便利,近来推出的 RapidTEG 检测有了较大改进,而且还能提供 ACT。TEG 测定动静脉血的结果是有差别的,TEG 反映出来的动脉血凝集更强,此外还有性别差异。TEG 在心脏外科手术、肝移植、外伤和产科中广泛用于检测血凝和纤溶,特别是对预测出血具有明显优势。

(五) 肿瘤科

迄今为止,明确的肿瘤疾病已有 200 多种,严重危害人类健康。众所周知,肿瘤的早期诊断非常重要,能够为患者赢得较多的存活机会。肿瘤标志物是反映肿瘤存在的化学物质,它们可以定量、无创、动态监测,对检测肿瘤具有重要意义。

理想的肿瘤标志物需要敏感性高、特异性好、能定位肿瘤;含量与肿瘤大小、临床分期相关;可判断预后并动态监测肿瘤变化;同时能监测治疗效果,复发和转移。肿瘤标志物的研究范围在不断扩展,目前已发现的肿瘤标志物包括以下几类:肿瘤相关抗原、糖蛋白类、含黏蛋白的糖蛋白类、酶和同工酶、激素及相关分子、免疫系统分子,以及一些急性反应物、癌基因和抑癌基因等,它们广泛存在于肿瘤患者的组织、体液和排泄物中。由于方法学限制,目前能进行POCT的肿瘤标志物主要有以下几种(表3-2)。

表 3-2　主要肿瘤标志物

肿瘤标志物	相关肿瘤
AFP(甲胎蛋白)	肝细胞癌和生殖细胞癌
CEA(癌胚抗原)	广谱的肿瘤标志物
CA19-9(糖链抗原)	胰腺癌、胃、结直肠癌
CA15-3(癌抗原)	乳腺癌
CA724(胃癌抗原)	胃癌
CA50(糖蛋白抗原)	胰腺和结、直肠癌
CA242(糖链抗原)	胰腺癌、胃、结肠癌
NSE(神经元特异性烯醇化酶)	小细胞肺癌
CYFRA21-1(细胞角蛋白19片段)	肺鳞癌、宫颈癌、食管癌
f-PSA(前列腺特异性抗原)	前列腺癌
t-PSA(前列腺特异性抗原)	前列腺癌
Free β-hCG(hCG)	妇科肿瘤和非精原性睾丸癌
CA125(癌抗原)	卵巢癌
SCCA(鳞状细胞癌抗原)	宫颈鳞癌
β_2-MG(微球蛋白)	慢性淋巴细胞白血病、淋巴细胞肉瘤、多发性骨髓瘤等恶性肿瘤

来源:齐鲁证券研究所

随着技术的发展,针对肿瘤标志物的一些检测又有了新的发展,除了传统的癌变发生后出现的标志物,还有从致癌因素甚至是基因层面进行的检测,比如:HPV-DNA快速分型技术用于筛查宫颈癌,幽门螺杆菌DNA检测筛查胃癌,全自动分子诊断系统(AMDS)对结直肠癌突变基因的检测;另外还有从其他体液内分离标志物进行检测,比如尿液标志物的POCT技术应用于膀胱肿瘤筛查等,这些技术大大丰富了肿瘤疾病的检测及治疗方法,及早发现、尽早治疗,提升肿瘤患者的生存质量。

(六)妇产科

POCT产品在妇产科的应用主要集中妊娠检测和人口优生优育的早期检测。用于妊娠检测的POCT产品包括hCG检测,促黄体激素(LH)检测和促卵泡激素(FSH)检测(表3-3)。

表 3-3　妊娠检测指标原理和应用

检测指标	检测原理和应用
hCG(hCG)	胎盘产生的一种糖蛋白,hCG 可以在受孕的妇女尿液中检测到,是早期检测怀孕的标志
促黄体激素(LH)	随女性月经周期而呈周期性变化的激素,刺激卵巢内成熟卵子的释放,是预测排卵的可靠指标
促卵泡激素(FSH)	垂体前叶嗜碱细胞分泌的一种糖蛋白,刺激卵泡的生长和成熟,是临床上评价卵巢功能的重要指标

来源:齐鲁证券研究所

用于优生优育检测的 POCT 产品包括 TORCH-IgM 五项快速检测;抗卵巢抗体快速检测;抗透明带抗体检测;抗子宫内膜抗体快速检测;抗 β-hCG 的金标早孕测试等。

(七) 感染性疾病

感染性疾病由病毒、细菌、支原体、衣原体和寄生虫的微生物引起,WHO 统计数字显示:每年感染性疾病导致 1700 万人死亡,占全球死亡人数的 1/3,因此如何快速地找出病原体至明确诊断和及早治疗是减少死亡的关键,传统的病原体检测方法主要是培养法或染色法,耗时耗力,且需要专业设备、专业人员和专业场地才能进行,严重限制了应用。

POCT 在诊断微生物方面要比传统的培养法或染色法快速和灵敏得多,这可以让那些私人诊所、不具备条件的社区医疗机构也能快速明确地得到诊断结论,帮助医生们确定病情。避免了诸多的不便和长时间的等待,大大推进了基层医院、民营诊所、社区保健和社区医疗的进步。如干式白细胞分析仪的使用,绝大多数普通感冒、大多数咽喉痛和流感是病毒引起的,只有少部分可能会合并细菌感染,因此,医生使用抗生素前需要提前了解患者白细胞数量是否升高。细菌感染时患者体内白细胞总数会大量增加,白细胞分析仪将帮助医生判断是否使用抗生素。还有乙肝五项、HCV、梅毒、HIV 等的抗原和抗体定性的快速检测;手术前传染病四项检测;内镜前的肝炎筛查;用于结核病耐药基因的筛查等,比传统方法更为快速、灵敏。感染性疾病 POCT 的总结见表 3-4。

表 3-4 感染性疾病 POCT 检测主要产品

感染性疾病	临床意义	方法
细菌感染		
干式白细胞检测（可检白细胞总数和 5 分类）	细菌感染的基本指标,用于细菌感染或病毒感染的区分	显微镜成像法
快速 C 反应蛋白测定	炎症指标和心血管疾病风险指标,反映炎症进展过程,提示远期心血管疾病风险	胶体金法、免疫层析法等
降钙素原检测	细菌感染的特异性指标,用于细菌感染或脓毒症的早期诊断	胶体金法、免疫层析法等
结核分枝杆菌 IgG 抗体检测	检测人体血清、血浆中的结核分枝杆菌 IgG 抗体,主要用于临床结核病的辅助诊断	斑点检测法、胶体金法等
幽门螺杆菌检测	用于胃炎、胃溃疡、十二指肠溃疡患者感染幽门螺杆菌的诊断	胶体金法等
梅毒螺旋体（TP）抗体检测	检测血清和血浆样本中的梅毒螺旋体抗体	胶体金法、乳胶法等
病毒感染		
人类免疫缺陷病毒（HIV1+2）抗体检测	检测血清或血浆样本中的人类免疫缺陷病毒抗体	胶体金法、乳胶法、免疫层析法、荧光免疫法等
甲型流感病毒抗原（FluA）检测	检测人体鼻咽分泌物样本中的甲型流感病毒抗原	胶体金法等
乙肝病毒表面抗原检测	检测全血/血清/全浆标本中 HBsAg 的存在,用于临床判断人体是否受乙型肝炎病毒感染	胶体金法、乳胶法等
丙型肝炎病毒（HCV）抗体检测	检测血清和血浆样本中的丙型肝炎病毒抗体	胶体金、免疫荧光法等
戊型肝炎病毒 RNA 检测	对人血清样本中的戊型肝炎病毒 RNA 进行定性检测	胶体金等
A 群轮状病毒抗原（Rv-Ag）检测	检测粪便样本中的轮状病毒抗原	胶体金、免疫层析法等
寄生虫		
血吸虫抗体（ScAb）检测	检测血液样本中的血吸虫抗体	胶体金、免疫斑点法
其他		
沙眼衣原体检测	用于沙眼衣原体（CT）感染的临床快速辅助诊断	免疫层析法、乳胶法、胶体金法

三、急　诊

在医院中,POCT设备最常用于急诊科。这是因为急诊医学关注的焦点是以最快的速度、最有效的手段,尽最大可能挽救患者的生命和最大限度地减轻患者的伤残。这就要求一种能就地取材、即时报告的检验方法,将体现患者生命指征的检验结果快速、准确地反馈到医生手中,帮助医生做出准确及时的诊断,为最终的成功治疗赢得充分的时间。而POCT检验省去了标本复杂的预处理程序,并能即时在现场采样分析,与传统实验室检验相比,极大地缩短了检验周转时间。另外,POCT设备具有体积小、携带方便、使用方便和报告即时等诸多优点。所以,POCT设备在急诊医学各领域的应用得到了迅猛的发展。

(一)循环系统疾病

缺血性心脏病,如急性心肌梗死(AMI)等是急诊中常见的疾病,虽然即刻心电图检查可有明显的改变,但疾病的确诊需要心肌标志物检查,美国心脏病学会和欧洲心脏病学会近期的指南中都强调了心肌标志物升高在AMI诊断中的重要性。肌酸激酶同工酶(CK-MB)及肌钙蛋白(cTnI、cTnT)是心肌损伤的"金标准",而肌红蛋白(MYO)则是诊断早期AMI最重要的指标,目前已有的POCT设备可在数分钟内同时定量测定CK-MB、cTnI、cTnT及MYO的水平,而在中心实验室同时检查上述指标常需1h以上。

近年来研究者发现,心脏型脂肪酸结合蛋白(H-FABP)对AMI诊断的敏感性更高,且检测H-FABP的商业化POCT试纸已经问世,检测仅需2～3滴全血,15min即可显示出结果。试纸显示的结果包括质控线和检测线,出现质控线表明检测有效,出现检测线表明H-FABP结果阳性。Tanaka等评价了该H-FABP试纸在诊断AMI中的作用,发现H-FABP对发病3h内的超急性期心肌梗死诊断敏感性为93.1%,但特异性仅为64.3%,远远不及cTnT的100.0%,因此笔者建议将H-FABP试纸应用于超急性期心肌梗死的筛选,但做出排除诊断时尚需结合cTnT等其他检查。H-FABP与传统的标记物cTnI、CK-MB结合起来一起检测,早期检测H-FABP,恢复期检测cTnI,有利于筛选出有心脏疾病高风险的患者,不仅方便采取积极的治疗策略,还可节约患者开支和实验室资源,H-FABP与cTnI合理互补监测也许是将来一种临床诊治缺血性心脏病的理想选择。

另一项在急诊循环系统疾病诊断中发挥重要作用的实验室指标为脑钠素(BNP)。研究者发现BNP不仅可用于AMI的诊断,而且可以用于心力衰竭患者的鉴别诊断,BNP和前体脑钠素(pro-BNP)对表现为呼吸困难的心力衰竭患者诊断敏感性分别达到97.0%和95.0%,且POCT仪器检测的BNP结果与中心实验室的检测结果相关性很好,因而通过POCT快速检测BNP水平对于鉴别急性心源性及肺源性呼吸困难有很大的临床意义。

(二) 感染性疾病

免疫层析技术发展的日新月异带来了 POCT 的革命性改变,POCT 诊断试纸和仪器已广泛应用于细菌和病毒的检测,其敏感性和特异性均远远优于传统的培养法和染色法。

雅培公司开发的 HIV 诊断试纸可在 0.5h 内检测出患者是否携带 HIV,准确率可达到 99.7%,避免了实验室采用酶联免疫吸附法(ELISA)检验的漫长等待,目前已广泛应用于大规模的 HIV 患者筛选工作。另外,乙型肝炎病毒、梅毒、流感病毒、结核杆菌及一些细菌性肺炎等都可通过 POCT 方法迅速得到检测。

作为急性炎症反应产物的 C 反应蛋白(CRP),其在感染性疾病中的诊断价值已得到临床医师的认可。最近的一项 IMPAC3T 研究将 CRP 的 POCT 检验用于急性咳嗽患者呼吸道感染的辅助诊断,如果 CRP<20mg/L 基本可以排除呼吸道感染,CRP>100mg/L 时表明有严重感染且肺炎的可能性极大。

感染性疾病是急诊科常见的疾病之一,由感染引起的全身炎症反应综合征是脓毒症最根本的病理生理学改变。由于全身炎症反应的复杂性,至今尚无理想的诊断、分层、预后工具和效果显著的治疗方案。降钙素原(procalcitonin,PCT)与感染和脓毒症的相关性很好,脓毒症患者的 PCT 水平明显高于非脓毒症患者,细菌性脓毒症患者的 PCT 水平显著高于非细菌性脓毒症。且 PCT 升高对细菌感染导致的脓毒症特异性很高,因此经过近 20 年的研究和实践,已经被推荐用于细菌感染性脓毒症诊断、分层、治疗监测和预后评估的生物标记物。目前 PCT 可通过半定量和定量方法检测。半定量方法有胶体金标志检验,定量方法包括放射免疫分析法、免疫荧光法、双抗夹心免疫化学发光法、酶免法等。PCT 在血样中非常稳定,采血后在室温下放置 24h,PCT 质量浓度仅下降 12%左右,如果在 4℃ 保存仅下降 6%。冰冻、抗凝药、血清或者血浆、动脉血或者静脉血对检测结果的影响均微乎其微。

(三) 糖尿病

糖尿病是世界性的公共卫生问题,近年来糖尿病的患病率在世界范围内呈现上升趋势,已成为继心脑血管病、肿瘤之后的第三类严重危害大众健康的慢性非传染性疾病。据国际糖尿病联盟 2011 年统计,全球糖尿病患病人数为 3.66 亿,预计 2030 年将达到 5.52 亿。在我国,糖尿病的患病率在近 10 年翻了近两倍,达 9.7%;同时,糖尿病前期的糖耐量受损人群达到了 1 亿 4800 万人,患病率为 15.5%。因此,对糖尿病易感人群的早期筛查、糖尿病的诊断及治疗过程中的疗效评价就显得尤为重要。

血糖测定是目前诊断糖尿病的主要依据,又是判断糖尿病病情和控制情况的主要指标。过去使用的多是特异性较低的方法,现在酶法为推荐使用的测定方法,如己糖激酶或葡萄糖氧化酶法。POCT 血糖仪由于具有体积小、快速方便、操作简单、用血量少等突出特点,因此被广泛应用于临床床边测定及糖尿病患者的自我检测。如今,便携式的血糖分析仪已在临床广泛应用,仅需极少量的全血标本即可在数秒钟内获得血糖指标;更为先进的反相离子电渗技术甚至可以在无创状态下连续动态检测血糖。

但血糖短期内波动范围较大,易受饮食、温度、药物、情绪、抽血时间和体内代谢产物等多种因素的影响,有时并不能客观反映人体内血糖真实水平,而糖化血红蛋白(HbA1c)是血清蛋白非酶促糖化的产物,短时间的血糖升高或降低不会使其水平升高或下降。因此,临床上常用它来监测糖尿病的治疗效果,可以了解长时间糖代谢的状况,是评价血糖控制方案的金标准,在糖尿病的筛选普查中有早期提示价值,特别是可作为轻症、2 型隐性糖尿病的早期诊断指标。一般来说血糖水平越高,HbA1c 的水平也就越高。英国前瞻性糖尿病研究(UKPDS)表明,HbA1c 每增加 1%,糖尿病患者总数的死亡风险可随之增加 20%～30%,心血管病发病危险可增加 18%。医师推荐糖尿病患者每 3 个月检测一次 HbA1c,以监测患者的长期血糖控制水平。目前 POCT 法检测 HbA1c 已经广泛商品化,在临床得到了广泛应用。

糖尿病引起微血管病变的典型表现就是对肾脏的损害。1982 年 Viberti 等发现了糖尿病患者尿中总蛋白在正常范围,而尿白蛋白排泄增加的现象,首先提出了微量白蛋白尿的问题,并指出这种微量白蛋白在尿中出现是肾病发生的早期预兆。尿微量白蛋白目前主要用于糖尿病、高血压患者的早期检测,以便及时采取保护肾功能的措施,如限制蛋白质的摄入量、禁烟、及时控制血糖和血压,对控制和防止早期肾病的发生极为重要。目前 POCT 法检测尿微量白蛋白的反应原理为固相双抗体夹心法免疫试验,可快速定量尿液中的微量白蛋白。

虽然目前血糖指标的获得极其便利,但血糖分析仪一般采用光反射或电极法,且患者自行检测、标本采集及仪器使用不规范,使 POCT 的血糖结果误差较大。有研究者比较了 POCT 血糖分析仪与中心实验室所测得的血糖结果,发现 POCT 血糖分析仪存在一定误差且血糖结果较低或较高时误差增大,因而应加强 POCT 检测设备的质量管理,定期与中心实验室进行对比校正。也有瑞典 HEMOCUE AB 公司 Glucose 201 RT Analyzer 血糖仪采用透射光检测法,与中心实验室所测得的血糖结果有较好的相关性,但是成本较高。

(四)创伤

对创伤患者的快速、全面评估要求尽快获得内环境相关的实验室指标,POCT

的应用满足了这一要求。现代化的 POCT 仪器可以迅速获得血红蛋白、电解质、乳酸等指标,如雅培公司的 i-STAT 血气分析仪可以快速评估创伤患者的病情以指导进一步治疗。Luoxis 公司的 RedoxSYS™ 诊断系统是一个基于血液的临床诊断平台,旨在测定氧化还原电位(ORP),以反映创伤性损伤或疾病。该公司设想的急救护理应用包括监控多发性损伤或创伤性脑损伤(TBI)之后的损伤程度和氧化应激。有研究者评估了 POCT 在急性创伤患者治疗中的应用,发现 POCT 可以明显缩短 TAT,有利于医师提前采取更积极的干预治疗,总体病死率也显著降低。

(五)凝血检测

血栓形成和栓塞是导致心、脑和外周血管事件的关键环节,是致死、致残的直接原因。目前人类和临床医学正面临着血栓栓塞疾病的巨大挑战。血栓栓塞性疾病重在预防,有效的抗凝治疗能明显降低血栓栓塞性事件的发生。国外资料显示,通过采用规范的抗凝治疗、抗凝监测以及系统的抗凝管理,血栓事件从 2004 年的 4.9% 降到了 2006 年的 3.6%,到 2007 年已降至 0%。出血事件从 2004 年的每月平均 11.52 例次/千人到 2006 年每月 0.07 例次/千人。2008ACCP 抗栓指南建议华法林的抗凝监测应进行抗凝系统管理或抗凝自我管理

POCT 检测 INR 技术,只需患者一滴指尖血,即可报告结果,易于操作,结果快速、准确,经过简单培训就可以用于各级医院门诊、社区及家庭自测,大大简化了抗凝监测,有利于抗凝的系统管理或自我管理,提高患者抗凝治疗的依从性、有效性和安全性。多个临床研究结果证实应用 POCT 血凝仪进行抗凝自我管理的优势,美国于 1997 年 FDA 批准口服抗凝血药物治疗的患者可以应用 POCT 血凝仪进行 INR 自我监测,英国于 2005 年出台《口服抗凝治疗自我管理指南》,建议应用 POCT 进行 INR 监测,德国有抗凝自我管理协会(ASA)对医生和患者进行定期培训,约有 40 万患者应用 POCT 血凝仪监测 INR,通过自我管理模式进行合理的抗凝治疗。

POCT 还可快速检测凝血功能,用于急诊常见的血栓性疾病及出血性疾病的诊断。D-二聚体在深静脉血栓特别是肺血栓栓塞症中的诊断得到了国内外专家的认可,用经典的 ELISA 法检测 D-二聚体虽然敏感性和准确性都较高,但检验耗时且在一些基层医院常无法开展,而建立在半定量红细胞凝集试验基础上的全血凝集法和免疫金标准基础上的 NycoCard 检测方法,可以完成 D-二聚体的快速 POCT,几分钟内即可完成,与中心实验室的 ELISA 法检测相关性较好,对深静脉血栓性疾病有一定的诊断价值。

(六)其他

POCT 起源于尿检测技术,随着干化学技术的发展,用 POCT 检验尿液的方

法已从单纯尿妊娠试验单项分析试纸条发展到多项分析试纸条,现在的尿液POCT试纸条已经包括尿液常规检查的各个项目,包括尿糖、尿酮体、尿 pH 值、尿蛋白等。最近一种快速药物滥用(DOA)的 POCT 检测方法问世,可同步定性检测尿液中的麻黄碱类、阿片类、大麻酚类、安非他命类、可卡因类、苯巴比妥类、苯二氮䓬类、五氯酚类迷幻药、三环类抗抑郁药 9 大类毒性药物,可用于急诊对吸毒或药物中毒患者进行初步的快速筛选。

四、重症监护

重症监护是指对收治的各类危重病患者,运用各种先进的医疗技术,现代化的监护和抢救设备,对其实施集中的加强治疗和护理。因此,重症监护中需要广泛使用 POCT 产品,帮助医护人员方便快捷地掌握患者的生命体征。重症监护室一般配备的监测设备有中心监护仪、床边监护仪、脑电图机、血气分析仪、血液生化分析仪、X 线机、B 超机、心电图机等(表 3-5)。

表 3-5　重症监测项目

检测项目	临床意义
HR	判断心排血量;求算休克指数;估计心肌耗氧(MVO_2)
动脉血压	测定 SBP、DBP 和 MAP,以利于判断心功能
中心静脉压	帮助评价患者右心功能和血容量变化
肺动脉压	评估左右心室功能、指导治疗、选择最佳的 PEEP
CO	反映心泵功能的重要指标
心电图	及时诊断和发现心律失常、找出心肌缺血的原因、诊断电解质紊乱、估计起搏器功能
呼吸	防止低氧血症和高碳酸血症
体温	正常情况下中心温度和皮肤温度温差小于2℃。连续监测是了解外周循环灌注是否改善的有价值指标
脑功能	检测和监护颅内压,及时诊断颅内高压
肾功能	尿量监测能较好地反映肾脏的血流灌注情况,因而可间接反映心排血量的变化。尿比重及渗透压能反映肾脏的浓缩和稀释功能及血容量的变化
血气分析	动态检测动脉血气变化,及时识别和处理动脉血气异常和酸碱平衡紊乱

五、手术室现场

手术是指医生用医疗器械对患者身体进行的切除、缝合等治疗。以刀、剪、针等器械在人体局部进行的操作,来维持患者的健康。因此,手术是一种破坏组织完整性的操作,生命体征会在手术过程中发生变化影响手术进程或威胁患者生命。在手术过程中,实时监测患者的生化和生理指标可帮助医生发现异常变化,避免不可预测的危机。POCT 产品快速、精确的优势能够很好地满足手术现场需求,满足手术需要。例如:美国雅培公司的 i-STAT 300 血气分析仪是现代微电子和生物芯片技术结合的高科技产品,是目前世界上功能最多、体积最小、重量最轻、装机量最大的血液分析仪。一机可检测:血气/生化、电解质、凝血等多种项目。它运用纳米技术并结合微流体技术所制成生物测试芯片,确保测量结果的高准确率和高重复率。微量的血样(20 μl)给患者最小的损伤(特别是儿童)。真正床旁现场快速检测,2~3min 即可出结果。以上优点使其非常适合手术室的实时监测需要。

第二节　家　庭

POCT 不仅具有快速得出结果,操作简单,容易使用和小型化等特点,而且又无须传统的医院实验场地和设备。这使得私人诊所或不具备条件的社会医疗机构也能快速正确地得到诊断。最具魅力的是,在 POCT 理念下研发出系列化的家庭自检产品(最主要的是胶体金一步法快检类产品和干化学类产品)。

家庭自检按照检测目标的不同可分为几类(表 3-6)。第一类是疾病的家庭自检,主要是指人们在自己家中就可以按说明书独立完成一些疾病的检测操作的家庭医学模式。可用于疾病的自我诊断(传染病、胃肠道疾病、女性激素改变等)与疗效监测(肿瘤标志物放化疗监测等);第二类是保健家庭自检产品,包括健康监测(如血脂、血糖、女性下生殖道健康、骨健康等),妊娠检测,慢病管理(糖尿病、高血压、心脑血管疾病等),亚健康检测(睡眠监测、体征检测等),营养评价(维生素和矿物质检测等);第三类食品安全(农兽药残留、瘦肉精、违禁添加等);第四类家居环境(甲醛、PM2.5、有机物污染、电磁电离辐射、过敏原、螨虫等)对人体健康影响、健康干预评价等。

表 3-6　家庭主要自检仪器

检测仪器	检测指标	适用人群
血氧仪	脉率、血氧饱和度、灌注指数(PI)	心脑血管患者、有呼吸系统疾病的人、60 岁以上老年人等
家用心电图机	心电图	心脏病患者及其高危人群(高血压、糖尿病、高压力等)等
脂肪测量器	脂肪含量	肥胖者、三高人群等
脉搏血压计	脉搏、血压	高血压患者、心律失常者、过度肥胖者等

检测仪器	检测指标	适用人群
血糖仪	血糖	糖尿病患者
糖化血红蛋白分析仪	糖化血红蛋白	糖尿病患者
白细胞分析仪	白细胞总数	发热感冒判断细菌感染还是病毒感染,决定是否使用抗生素
干式血尿生化分析仪	血糖、血胆固醇、血甘油三酯、血高密度胆固醇、血低密度胆固醇、尿蛋白、尿隐血、尿白细胞、尿白细胞、尿亚硝酸盐	三高患者、动脉硬化患者、其他慢性病患者等
家用凝血检测仪	检测凝血酶原时间	口服抗凝药期间进行检测
食品安全快检	农兽药残留、瘦肉精、三聚氰胺等	全部
环境检测	甲醛、PM2.5、有机物污染、电磁电离辐射等	全部

家庭用血糖仪的广泛使用是 POCT 技术进入家庭用于慢病管理的一个成功典范。据统计,2012 年,中国有糖尿病患者 9240 万,糖尿病前期患者近 1.5 亿,全面有效的糖尿病管理可显著减轻疾病负担并提高患者的生活质量。血糖监测是糖尿病管理不可或缺的重要部分,科学的血糖监测方案可指导血糖控制达标、延缓并发症进展、保障治疗的有效性和安全性,同时节省不必要的医疗资源消耗。据统计,在我国糖尿病患者中,目前仅有 20% 的人拥有自己的血糖监测系统,与欧美发达国家 90% 的渗透率相比相距甚远。随着人们对生活质量和健康管理的意识逐渐提高,血糖的日常检测需求日益显著,国内的家用血糖仪市场拥有广阔的发展前景。近年来,国际相关组织开始讨论用糖化血红蛋白作为糖尿病过程中疗效监测的金标准,糖化血红蛋白可以反映 1~2 个月血中葡萄糖的平均水平,不易受干扰,所以糖化血红蛋白测定是诊断和治疗糖尿病过程中疗效监测的重要手段。有条件的家庭可以用血糖和糖化血红蛋白相结合的方式来进行糖尿病的监测。

研究显示,对于接受口服抗凝剂治疗的患者,其服药剂量的安全范围与不良事件及并发症的发生概率有直接关系,对服药剂量进行管理,即定期监测 INR 值,可使患者的服药剂量维持在安全有效的范围内,将使并发症的发生率降低 76%。对许多患者来说家中 INR 监测更方便,加强了自我监控。研究表明,根据自测结果进行抗凝治疗的管理比传统护理有更大的优越性,对照组 INR 维持在治疗范围的成功率 62%,研究组可达 79%。效果显著,值得大力推广应用 POCT 方法监测 INR。

第三节 医学独立实验室

随着医学的不断发展,临床诊疗工作对临床实验室开展的检验项目从广度和深度上有越来越高的需求,因此,新的临床检验技术、技术含量高的检验仪器设备不断地进入临床实验室,新的检验项目不断大量地被研发并应用于临床。此时,单独凭一个检验科或检验中心的资源已很难组建一个完善的临床检验系统以满足临床工作的全部需要,即使部分大型综合医院可以购进相应的仪器设备、配备相应的技术人员,也往往因为标本的数量有限,检验周期长等原因,无法从实效性上保证临床工作的需要,从而造成医院等医疗机构实际上的巨大的人力和财力浪费。因此,医学独立实验室应运而生。

医学独立实验室(independent clinic laboratory,ICL)又称第三方医学实验室,是指获得了卫生行政部门许可的、具有独立法人资格的、专业从事医学检测的医疗机构。其与多个临床医疗机构建立联系,收集患者的检验标本,完成检测分析后将检验结果传送至临床医疗机构,应用于临床。ICL 最大的特点是资源共享,以实现医院、患者、社会等方面共赢为目标。它兴起于 20 世纪 50 年代的美国,是为节约医疗资源、减少医疗开支而发展起来的。

医学独立实验室经过几十年的发展完善,具备以下几个优势:

1. 专业化   医学独立试验室的专业性体现在仪器设备、人员素质、检验过程、实际质量和操作流程、检验服务的专业性上。医学独立实验室进行商业化运作潜在的市场竞争和医疗风险迫使其引进新的临床检验技术、技术含量高的检验仪器设备,聘用专业人才,进行优质、高效和规范化管理,提升服务质量。

2. 集成化   医学独立实验室将收集的样本集中检验,具有明显的集成规模优势。独立实验室集成效应主要来自两方面:一是诊断仪器试剂集中采购带来成本节约,我们估算,由集中采购仪器和试剂可降低成本 30% 以上;二是检验集成效应,大量样本集中检验减少了单次检验的固定成本,包括仪器、实验室人员成本,同时也减少了试剂的浪费。

我们的国情是人口多,面积大,人口分布广,而以前医疗机构的检验资源都集中于大城市大医院,医改要想让医疗资源下沉,就需要建立区域检验检查中心。但是,对于县级和县级以下医院来说,想建立一个有一定规模的医疗检查中心不仅意味着购买昂贵的检验设备和检验试剂,还意味着培养专业人员、吸引人才,这些都不现实。专业的医学独立实验室可以帮助基层医院开展病患的检验服务,承包这些检验业务,实现对样本集约化检验。

2015 年 6 月 4 日召开的国务院常务会议上,李克强总理要求促进社会办医健康发展,满足群众多样化健康需求,要求简化医疗机构设立审批,取消床位规模等前置条件。会议还提出,"要探索以公建民营、民办公助等方式建立区域性检验检查中心,面向所有医疗机构开放"。尽管细则还没有出台,但这种提法被业内人士认为是政府鼓励医学独立实验室更好地开拓医疗检验业务,以便在国营医疗检验机构占主体的市场拥有足够的份额。

据了解,美、日的独立医学实验室占医学检测市场份额均超过30%。行业资料显示,2015年医学独立实验室在国内检验市场所占的份额只有约3%,总金额不过70亿~80亿元。因此,医学独立实验室未来市场空间巨大。目前国内最大医疗检验企业有金域检验、赛迪诺、迪安诊断和达安基因四家公司。

虽然目前医学独立实验室主要使用精密的临床检测仪器,但是POCT产品的发展将为以专业化为优势的独立医学实验室提供新的发展空间。以迪安诊断为例,自2013年起,迪安诊断就制定了五年"信息化战略",旨在打造集实验室智能化管理、智慧冷链物流支撑、O2O医学检测服务、医疗大数据分析等功能于一身的智慧医疗平台,实现满足"线上服务,线下支撑"功能的医疗健康O2O业务服务生态圈。"iPOCT",即智慧POCT,融入信息化、自动化、智能化的POCT仪器的发展将为O2O医疗检测服务提供更多的选择。

第四节　血　站

一、采供血检测

1998年10月1日《中华人民共和国献血法》的实施改变了我国的献血模式,从最初的卖血到计划献血,再到自愿献血,一些地区还进行了预约献血。所以对献血者和血液的检测也由单一的实验室检测转变为以实验室集中检测为主,街头献血车、献血屋、临时献血点POCT为辅助检测的模式。目前各采供血机构一般在献血前对献血者在实验室外进行血型、Hb、ALT、HBsAg等POCT检验,很多采供血机构依据地区流行病情况还增加了抗-HIV、抗-HCV、TP的快速检测。这些POCT检测项目的开展快速确定了献血者血型、有效检测出献血者献血前经血传播性疾病的发生情况,减少了血液浪费。目前我国街头献血车和献血点初筛项目和方法主要包括血型血清学方法快速检测ABO、R(D)血型,硫酸铜比重法检测Hb,速率法筛查ALT,血细胞计数仪检测血常规,金标法筛查HBsAg、TP、HIV等,使用的设备包括半自动生化分析仪、血细胞计数仪、离心机等,采用的试剂主要包括金标试纸,快速检测试剂等。

二、核酸检测

2015年3月2日,国家卫生和计划生育委员会和财政部联合发布了《关于做好血站核酸检测工作的通知》,要求以省(区、市)为单位,全面开展血液筛查核酸检测,确保2015年血站核酸检测覆盖全国。通知明确要求,以核酸检测集中化为导向,合理规划布局核酸检测实验室;加强核酸检测实验室能力建设,建立和完善统一的血液管理信息平台;严格遵守国家有关核酸检测的技术要求与质量管理规范,做好应急预案,保证核酸检测质量安全。当前,国内血液筛查以传统血清学方法酶联免疫吸附试验(ELISA)检测为主,通过ELISA检测血液中的病毒特异性抗原和(或)抗体,从而间接确定其是否感染相应病原体,但ELISA尚不能检测出处于血清转换前的"窗口期"(即机体感染某病原体到检测到相关指标之间的时间)病毒感染,导致受血者发生输血感染病的风险依然存在。

与ELISA相比,核酸检测作为最新一代的技术,通过对病毒的核酸进行扩增,直接检测病原体的核酸,具有更高的灵敏度和特异性。由于所用的方法学的敏感性的差异及机体的免疫应答特点,核酸检测能将乙肝(HBV)、丙肝(HCV)、艾滋病(HIV)的"窗口期"从原来血清学检测的56d、82d和22d分别缩短至31d、23d和10d左右,极大地降低了"窗口期"感染的风险。

核酸POCT技术和方法的核心是将核酸提取、扩增和检测整合于一体,自动完成监测和结果分析,不同的快速监测技术各有特点,分别能满足不同种类的需求。

第五节　军事POCT

1956年,毛泽东同志在《论十大关系》中创造性地提出正确处理国防建设和经济建设的关系,形成"军民兼顾"战略思想,提出"军民结合、平战结合、军品优先、以民养军"的十六字方针。2017年09月22日习近平主席发表重要讲话。提出"统一领导、分级管理,统筹衔接、同步建设,军民兼容、平战结合,需求明确、经济有效"的原则。而POCT是最能最快满足"平战结合"下战场战伤救治的一种诊疗技术。

军队医院作为国家应急医学救援体系中的一支重要力量,不仅承担军队战时医疗保障和平时医疗服务任务,而且越来越多地承担起地方突发事件的应急医学救援任务。由于保障范围扩大,保障内容增多,医疗需求多变,医院的应急救援任务具有不确定性和多样性:既要做好医疗救治应急准备、实施军队伤病员分级救治和军人医疗保健,还要积极参与国家、地方突发公共卫生事件、重大自然灾害、暴力事件及事故灾难的应急医学救援工作。因此,军队医院必须灵活组织保障,建立完善应对多种安全威胁、完成多样化任务的医疗保障体系,改善卫生装备,提高机动能力,以适应多任务的需要。在军事医疗保障及突发事件中,检验项目的快速开展和尽早完成是伤病员能够得到早期、及时诊治的重要保证,其对伤病类型鉴别、伤情轻重判断和伤病预后评估具有十分重要的价值。同时在边防海岛等偏远基层部队,由于受到医护人员编制、专业能力、工作场地、设备维修、耗材补充等限制,在对常见病、多发病、危重病诊治过程中,很难使用一般医院常规使用的检验仪器设备开展检验工作。因此,在军事领域和特发事件应急救治中,快速发展和广泛应用新型现场快速检测,在国内外受到广泛关注。

POCT 作为临床检验领域新出现的一种检验手段,由于能有效缩短标本周转时间(turnaroundtime,TAT)正日益受到关注。在部队遂行战争及非战争军事行动任务如抗震救灾、援外维和时,需要有效的卫勤保障。以军队医院骨干组建的野战医学检验是卫勤保障的重要组成部分,在快速诊断、配合医生对伤病员的及时救治上发挥重要作用。野战条件及抗震救灾下,伤情多为出血、休克、骨折、挤压伤综合征、水及电解质紊乱等,野战医学检验的重点是开展血型鉴定、交叉配血、血常规、尿常规、粪常规、凝血试验、电解质分析、肝肾功能及一些传染病的检测。

一、战场战伤救治理论中 POCT 的作用

现代战争作战环境与模式千变万化,导致伤类伤情更加复杂,大大增加了战伤救治的难度。战伤救治理论一直是各国军事医学研究和发展的重点,是军队战时战斗力的重要保障。战伤救治最重要的特征,包括处于敌对交火的环境中、经常在黑暗的条件下、短时间内处置批量伤员、有限的救治药械、克服不能及时后送以及跟随部队一同战术机动对战伤救治带来的不利影响等。先进、优化、整合的损伤控制药械(急救包),小型一体化的 POCT 设备和试剂,以及高级生命支持技术装备的靠前应用,使救治效果大为改善,避免了因耽误最佳救治时机、缺乏对重要器官的伤情判断而造成不必要的伤亡,从而大幅度降低了伤亡率。

我军《战伤救治规则》(2006 版)依伤情划分为战(现)场急救、紧急救治、早期治疗、专科治疗、康复治疗五个阶段。通过加强战场战伤救治理论的研究和学习,借鉴外军战场战伤救治的理念,结合未来战争对战伤救治的要求和我军卫勤保障实际,应针对不同救治阶段,明确不同的救治任务,配置相应的集约化、模块化救治装备和诊断设备(POCT),突出救命性生命支持技术和装备的尽量靠前延伸,实现"医疗与士兵同在";建立战场环境下单兵、卫生员、军医战场急救技术培训和考核标准,构建实战化急救技能训练质量评估机制,全面提升单兵、卫生员和军医的救治能力;建立战伤救治理论革新的长效机制,促进军民创伤救治的沟通交流,紧握现代创伤救治发展脉搏,对成熟的民用院前创伤救治理念和POCT 装备进行及时的转化军用;加大科研、培训的资助力度,明确单兵、卫生员、军医战场救治的内容及技术要求。从而为我军卫勤保障的战略决策提供强有力的智力和技术支持,为全面提高我军新军事形势下的战斗能力保驾护航。

二、国内军事 POCT 的应用

我国安全形势面临的新情况新特点和国家赋予军队的新使命,迫切要求我军在做好军事斗争准备的基础上,充分发挥军队的优势和特色,参加和支援地方突发事件应急救援行动,加快提高应对多种安全威胁、完成多样化军事任务的能力,为维护国家发展的重要战略机遇期,捍卫国家主权和领土完整,保障人民生命和财产安全,提供强有力的保障。主要任务是着力增强维护社会稳定的能力、全面增强应对自然灾害的能力、注重增强保护国家权益的能力,以及不断增强履行国际义务的能力,以树立我军威武之师、文明之师、胜利之师的良好声誉,维护我国的国际地位和大国形象。这些任务都需要医疗卫勤的支持、需要 POCT 的参与。

(一)我军卫勤检验装备现状

野战快速检验系统,以野战化、信息化和模块化高效整合为技术平台,将 POCT 干化学设备做有效集成、平台整合,形成野战快速检验车、野战快速检验箱组和野战快速检验背囊三级产品架构,完全满足部队各级医疗机构在野战(应急)情况下的现场快速检验需求,填补了我军在现场快速检验装备领域的空白,改变了常规检验装备展收时间长、检验速度慢、环境适应差、后勤压力大的现状,有力提高了部队卫勤作战保障能力。

野战快速检验背囊整合了 8 个功能模块,包括电解质检测模块、快速血糖检测模块、血红蛋白检测模块、尿液检测模块、快速血压检测模块、血型鉴定模块、检水检毒模块和辅助模块。血型鉴定模块,采用一步法操作,可在野外条件下快速、准确地检测液体血的 ABO 血型,为抢救伤员赢得了宝贵的时间;检水检毒模块能够检测出多种化学和生物毒性物质,是野外环境检测的必备工具,能够为选择合适的驻扎营地及无污染水源提供保证。背囊采用模块化设计,具有高集成、机动性强的特点;野战化程度高,系统设计时,充分考虑抗震、防潮、防雨、抗摇摆等细节,不依赖实验室条件;操作简单,综合使用成本低,1 人 1 份,无耗材浪费。

平战结合便携式医学检验箱适用于野外处理急诊伤病员,操作简便,便于携带,展开、撤收迅速,为检验工作的迅速展开提供了平台,在多次训练和演习任务中,为伤病员的快速诊治起了积极的作用。检验箱组合了各类干式仪器如干式电解质分析仪、干式尿液分析仪、干式生化分析仪、干式血液分析仪、掌上血气分析仪、便携式干式血糖仪正逐渐用于野战条件下的应急医学救治,各种检测项目所需干式试剂及耗材,如各种胶体金检测试纸条、ABO 血型鉴定试剂可以归类放置。此检测箱的 3 个抽屉中分别放置部分生化、临检、免疫试剂,另一个抽屉放置一些耗材,配合各类干式仪器开展工作,检测项目主要包括临检、生化和免疫 3 个方面。

生化项目:结合野战条件特点,与干式仪器和试剂配合使用,针对野战条件下伤病员的伤情需要,利用干式生化、电解质分析仪等仪器进行检测。检测项目20项以上,包括血液中钾、钠、氯、钙、总蛋白、白蛋白、肝功能、心肌酶谱、肌配、尿素氮、血糖、二氧化碳结合力、氧分压、二氧化碳分压等的测定,为临床快速诊断提供可靠依据。

免疫项目:检测项目的方法是金标法、乳凝法。包括乙肝5项、丙肝抗体、艾滋病抗体、梅毒抗体等。免疫学检查项目主要是传染性疾病,对多种传染病有一定的预测效果。在野外及应急情况下,用携带方便、操作简单的金标试剂诊断伤病员传染病感染情况。

野战医疗方舱系统是一个能快速机动、快速展开、功能强大的模块式应急医疗救治系统。由急救方舱、放射方舱、手术力一舱、检验方舱、药械供应方舱及通信、发电、制氧、供水、洗消等辅助方舱组成。各舱由自装自卸车运载,能适应各种气候及地理环境条件,并具备防核、防化、防生"不防"功能。到达指定地后,数小时内即可展开救治。

(二)陆军实战条件下(演习)POCT 工作开展

实兵对抗部队机动变化多、路况复杂,故而每次机动后部队驻扎时,凡在时间允许的情况下,要求必须对 POCT 仪器进行开机检查,从而排除机动途中对仪器造成的故障,保证仪器正常运转。检查结果是从演习开始到返回医院所有仪器均能正常运转和检验结果的准确性。

针对机动过程中不同环境条件,在汽车车厢内、伪装网下、帐篷中、野战 X 线车中展开仪器,并对干式血细胞分析、尿干化学、电解质进行室内质控检测,了解环境条件对检验结果的影响,保证检验结果准确性。充分利用环境条件,血细胞分析、尿干化学、电解质室内质控均可保证在控。

(三)现代海战行动中 POCT 工作开展

我国海军研制的具有典型功能的船用医疗模块系统已在训练医疗舰上展开多年,该系统平时为海上卫勤训练提供了良好的平台,战时增加模块数量,可以执行海上伤病员的早期治疗和后送任务。由于陆地和海上舰船环境的差异,拟引进的仪器设备都应先进行舰船环境下的使用论证,必须适合在舰船环境中使用。

1. 血常规检验 血常规检验目前已普遍应用血液分析仪,应尽量选用体积较小的干式血细胞计数仪,不需外接打印机和电脑控制系统。

2. 临床生化检查 基本检验项目包括蛋白质、糖、血清酶学、胆红素、电解质、血气分析等,基本上能满足战伤救治的需求,干化学分析仪与大型湿化学自动分析仪的结果具有良好的可比性,能满足现代海上医疗救护的需要。

3. 电解质分析仪和血气分析仪 开放创伤伤口经海水浸泡后不仅可加重局

部伤口的损伤,机体水、电解质平衡也受到较大影响。对血气和体液中电解质测定的需求增加,一次测试能同时获得血气,钾、钠、钙、镁、乳酸、葡萄糖结果的多功能干式仪器,已成为当前各大医院重症监护的主导产品,建议在舰船上配置此类仪器。

4. 临床微生物检验　霍乱、细菌性(阿米巴)痢疾、斑疹伤寒、伤寒沙门菌等传染病病原体的检测是登陆作战人员集结、航渡阶段预防非战斗减员,预防传染病的重要内容。鉴定用的各种抗血清应携带充足。

(四)军事航空医学中 POCT 工作开展

检验医学在航空医学尤其在军事航空医学中的应用越来越多。航空医学涉及的生理问题较多,所以多采用生理学方法从心率、血压、心电图等方面分析观察航空生理变化。随着基础医学科学的发展及检验分析手段的进步,检验医学方法越来越多地被应用于军事航空医学中。

航空病诊断和病理机制研究包括高空缺氧血氧饱和度等检测。其中影响飞行员飞行活动的疾病可分为两类。一类是经流行病学调查显示与飞行活动有关的飞行员多发病,可以定义为飞行相关性疾病;另一类是与正常人群发生率没有显著差异,但也会影响飞行的疾病。国内有统计显示,歼击机飞行员的多发病是颈腰椎病、慢性胃炎、航空性中耳炎、高血压、高血脂、心律不齐(右束支传导阻滞)、泌尿系、肝内胆管结石、眩晕和神经衰弱。其他飞行员常见的疾病包括糖尿病、甲亢、血液系统疾病、肿瘤等。检验医学对这些疾病的诊断和治疗效果评估有重要作用。

(五)武警检验背囊在野战条件下的 POCT 工作开展

为了做好处置突发事件(维稳)中的卫勤保障工作,武警部队统一配发了卫勤保障专用物资。其中包括检验背囊、检水检毒背囊等。根据平时假想敌预案综合演练,结合野战环境和野战条件临床检验工作范围、任务,利用检验背囊配置开展了临床检验工作。主要的检验内容包括:血型鉴定和配血、三大常规检验(包括血常规检验、粪常规检验、尿常规检验等),以及常用生化检验,主要包括血糖测定、蛋白质测定、无机离子测定、部分酶类测定、非蛋白含氮类化合物测定等。检验背囊无相应配置,战时可携带便携式半自动干式生化分析仪,视伤病员情况适当开展工作。

三、我军非战争军事行动下 POCT 的应用

针对我国公共安全形势对军队的要求,着眼我国面临的"传统安全威胁与非传统安全威胁交织"的新环境,非战争军事行动日益成为国家军事力量运用的重要方式。

由于突发事件现场医疗救治的疾病类型、性质及环境特点都不同于医院的常规医疗工作,其救治内容主要集中于各类创伤后出血和感染的控制。因此,其POCT检验方法及器材研究与开发项目主要集中于救治伤员出血、感染类型、病原微生物鉴定相关项目。

2008年四川汶川地震发生后,曾有医疗机构组织的救援分队携带常规检验仪器设备前往救灾现场,但由于道路被破坏导致人员通过都十分困难,就更不用说携带笨重的仪器设备及试剂了,结果不得不选择放弃检验设备进入救治现场。

突发事件可致大量伤者因失血而需要及时输血,而血型鉴定是开展安全输血的必要保证。这就要求在最短时间内完成伤员和供血者的配血任务。POCT血型卡的制备非常简单,可将血型抗体干燥固化在可提供抗原、抗体反应的不同类型载体卡片上,使用时只需加入适量待测者全血即可完成检测。但所用抗体干燥固化后保证其可与抗原反应的高效、特异、稳定性是血型快速鉴定卡制备的关键。近年来有文献报道利用微流控技术设计的芯片不仅可快速鉴定ABO及D血型,而且可以用之鉴定日常工作中不太常见的A血型亚型和不易鉴定的弱凝集血型。

突发事件发生后现场环境的改变,极易导致各种病原微生物的传播,从而导致痢疾、甲肝、伤寒等传染病的发生和流行。而致病微生物的快速鉴定是对感染和传染性疾病诊断、治疗、预防和疫情控制的前提。

近年来,病原微生物快速鉴定POCT试纸条已开始在军事领域、各种突发事件中被广泛应用,其技术原理主要是利用免疫层析(胶体金等)技术。比如,对作为辅助鉴别感染类型(细菌感染性疾病还是病毒感染性疾病)的C反应蛋白测定、结核分枝杆菌抗体检测、幽门螺杆菌抗原检测、人类轮状病毒抗原检测、肝炎病毒抗原(抗体)检测等胶体金POCT试纸条已在快速检验领域得到广泛使用。目前免疫层析POCT方法已用于鼠疫、炭疽、布鲁菌病等致病菌的抗原或抗体检测。

在突发事件现场,及时了解机体各个系统的生化代谢功能是否正常,给医疗救治医生提供诊断、鉴别诊断和治疗措施应用的依据。此类生化检验项目多采用干式化学反应方法,利用二层结构或者多层涂膜技术,以被检测样品中的液体部分作为反应媒介,待检物直接与固化干载体上的干燥后试剂发生呈色反应,使得反应区对特定波长光的吸收率发生变化,以此推算样本中被测物浓度。

突发事件现场医疗救治过程中,伤员特别是重伤员血液pH、氧、二氧化碳等重要气体,HCO_3^-、Na^+、K^+、Cl^-、Ca^{2+}等物质分析,对于准确判断其呼吸功能、体内酸碱平衡状态,水和电解质是否存在代谢紊乱及紊乱程度,以及鉴别不同类型的酸碱平衡失调和呼吸功能障碍,都具有非常重要的意义。

生物武器通常又称细菌武器,生物(细菌)战剂,主要通过高致病微生物(细菌或病毒)达到对敌方人员的杀伤作用。由于所利用的病原微生物自身存活能力强、毒性大,且容易通过空气或者接触传播,一旦使用,即会造成严重的人员伤亡,甚至给人类造成灾难。

常规生物战剂,如鼠疫杆菌、霍乱弧菌、炭疽杆菌等曾经投入过实战的致病菌,可通过上述微生物快速鉴定 POCT 试纸条等相关设备鉴定。分子生物学技术的飞速发展,使得生物武器所使用的致病菌可通过基因工程改造产生新的性状,获得更高的隐蔽性。

建立在微流控芯片和 DNA 测序技术相结合基础上的微分析 POCT 系统,可利用极微量的生物样本即可实现对致病微生物实施高效、准确、快速的目标基因测序,从而实现对其快速鉴定。

四、POCT 在军事检验中存在的问题和发展方向

POCT 诊断技术在对伤员的及对救治以及医疗保障中可发挥重要作用,但其自身仍存在着一些亟待解决的问题。

(一)检验质量不易保证

1. 方法学因素　众所周知,实验室检验结果的准确与否与其所使用方法的精密程度高相关,POCT 检测方法的特点就在于设计简单、过程快速、所需器材携带方便、可以在实验室外不同环境中使用,这就使得其检测过程中的条件(环境中的干扰因素、试剂保存条件等)不可能达到标准实验室的水准。而检测器材在设计过程中由于受到体积的影响,不可能像设计大型检验仪器一样具有加样精度控制、样品干扰因素控制、反应温度控制等系统,这就使得其检测结果的重复性和准确性不易受到控制。

2. 操作者因素　实验室检验结果的准确与否还与操作者的专业水平和经验有关,在军事行动或突发事件医疗救治现场由于受到事件发生的非计划性、场地的局限性等特点的影响,应用 POCT 检验方法的目的就是要实现未经培训或仅经过简单培训的非检验专业人员能够完成检验操作的过程,其检测结果不可避免地受到操作过程不规范等因素的影响。

3. 样品因素　不同的样品类型(静脉、动脉、毛细血管),样品溶血、脂血、黄疸以及样品采集时间、部位,样品果集后的处理、放置时间都是影响实验结果的重要因素。由于 POCT 检测器材设计或操作者专业知识的局限,必然给其检测结果的准确性带来影响。

(二)检验试剂及耗材的保存

由于军事行动或突发事件发生时间、地理位置的不确定性,而在建立 POCT 检验方法时又要考虑尽可能减小检测设备的体积和检验试剂的种类,如干化学方法大多需要将所有反应试剂集中于固体试剂带支撑物上,而不同试剂混为一体必

然导致试剂间的相互作用而缩短产品的保存时间。此外,军事行动或突发事件发生的不同季节、不同地理区域环境的温度、湿度等不同,特别是当军事行动或突发事件发生在高温、高湿的季节或地域,在不可能携带笨重的温控设备情况下,检验试剂及耗材的保存可能会成为比较严重的问题。

(三)检验结果的信息化处理

目前在很多医院临床实验室的信息处理系统非常完善,可方便地完成检验样本的接收、检验项目的获取、检验结果的传输等流程,而且可与医院信息处理系统实现无缝链接。但POCT检验产品大多采用方法快速、结构简单、操作简便的干化学纸条或便携式超小型仪器,而工作场所又大多远离中心城市,可能存在检测数据不能自动收集、收集后数据不能向中心医疗网络传输等问题。

汶川地震现场医疗救治中,已有应用POCT方法开展医学检验活动并取得良好效果的实例,但离全面、系统、高效使用的目标还有很大距离。未来适用于军事领域、特发事件现场医疗救治POCT设备发展方向应该侧重于以下几个方面:①体积小型化微流控技术、芯片技术以及电化学传感器等技术的发展,使得利用微量样本即可进行基因、蛋白质的检测可成为现实。手持式、便携式等体积小、重量轻、结构灵巧的POCT设备将成为未来发展的一个趋势。②检测集成化:使用类似检测原理的不同临床检验项目集成到同一台仪器进行,如将使用干化学原理检测的血红蛋白、尿液成分分析、生化项目分析、微生物检测等项目集成到同一台手持式的仪器中,可减少快速行动中携带多台仪器所造成的不便。③数据信息化:使用二维码或其他电子标签等物联网技术,将临床检验的质量控制、校准等信息预置于试纸标签中。仪器通过读码和分析,进行初始化,按要求对检验结果进行判读,使得质量控制、校准和判读的工作一步完成。通过无线传输技术可及时将检测结果传输到后方、中心医院。④操作智能化:通过软件编写以及程序预设,简化POCT仪器的操作步骤,使其更加易学易用,以保障在紧急情况下,尽量减少操作仪器所占用的时间,提高医疗救治效率。⑤设备模块化:样本前处理、检测设备及相关配件,如供电、打印、通信等设备模块化以及不同检验项目类型模块化,根据应急救援或战时需求,配备相关模块,实现即插即用。⑥用电低功耗:设备用电功耗低,在没有供电来源的环境下,仪器仅利用自身储备电量、干电池、太阳能电池也可实现长时间正常运转。⑦环境适应性强军事行动和突发事件医疗救治现场,环境条件一般较为恶劣,因此,POCT设备需要能够在不同温度、温度、洁净度、噪声等环境中正常工作,并得到准确的检测结果。重视和不断提高军事行动、特发事件现场医疗救治过程中快速检验技术和检验器材的研发,优化卫生装备方案,是确保紧急情况下伤员救治工作有效开展的必要条件,也是对边防、海岛等边远基层部队官兵战士生命健康的有效保障。随着诸如微流控、纳米、芯片、传感器、多通道分析等技术的快速发展,具有更强抵抗恶劣环境材料及更长时间试剂保存技术,更科学、易用、信息化程度高的 POCT 检验装备将被开发和应用,并将在包括军事行动、突发事件现场医疗救治,边疆、海岛驻军医疗保障等过程中发挥越来越大的作用。

第六节 食品安全

食品安全检测已成为一个行业,特别是食品安全快速检测,是一个发展较快且市场潜力巨大的新型行业。现在淘宝网上已经可以买到瘦肉精检测试剂盒、三聚氰胺检测试剂盒,农药残留检测试剂盒;用于水质检验的氨氮快速检测试剂盒、碱度检测试剂盒、余氯检测试纸、铬测定试剂盒;用于食物检测的亚硝酸盐试剂盒、水溶性非食用色素试剂盒、二氧化硫检测试剂盒,甚至还有肉类新鲜度快速检测试剂盒;用于空气质量监控的甲醛检测试剂盒;用于微生物检测的胃幽门螺杆菌快速鉴定试纸、弧菌检测试剂盒等。如果所有检测项目能够变得像上述那样简单、快速,老百姓能够时刻监督,那么问题食品也就无所遁形。现在临床上常用的 POCT 技术在食品安全快检中都有应用,如干化学显色技术、金标、免疫荧光等。

国外对于 UPT 在食品安全检测的研究较多。有研究将上转发光技术原理应用于血清中雌二醇素的检验,对实际样品血清中雌二醇素进行免疫检测,结果十分理想。另有研究在食品用水病原体检测的报告称 UPT 结合非放射性地高辛标记抗体 UPT 分子仪能检测 1ng 的病毒 DNA,是未来检验生活用水、食品工业用水的发展方向之一。在国内,UPT 实现了大肠埃希菌 O157、霍乱弧菌 O1 群 O139 群、李斯特菌、沙门菌等多种食品安全相关病原体的快速定量检测。此方法比胶体金技术相比具有高通量的优势,可用于快速检测食品、环境样品中的污染菌,效果极佳。

第七节 动物疾病

自 20 世纪七八十年代开始,POCT 产品广泛用于各种分析物的定性和定量快速检测,已成为当今最快速敏感的免疫学检测技术之一。现在的动物疫病感染方式越来越复杂,而且呈现多种疫病混合感染,疫病的感染症状也不典型,所以单靠临床经验判断没有太大的说服力。农业部动物免疫学重点开放实验室从 1995 年开始系统开展免疫试纸快速检测技术研究,率先将技术引入动物免疫病快速诊断领域。针对宠物或者家畜常发病、传染病、寄生虫病、人畜共患传染病作为 POCT 检测产品的主要类型,此类产品具有灵敏度高、特异性好,并且操作简便的特性,可立刻读出结果,是兽医快速诊断的最好辅助手,可以帮助兽医解决临床等问题,如口蹄疫疾病的快速检测试剂卡等项目。

　　随着生活水平的提高,越来越多的人群开始饲养宠物,宠物行业已经悄然发展成·个巨大的井喷市场。2013年,美国宠物行业规模超过555亿美元,中国的市场规模约为300亿人民币。同时,中国宠物市场还保持着30％左右的年增长速度。目前中国的宠物医疗行业还处于起步阶段,宠物医院也随之兴起,与很多家畜一样,宠物疾病的检测也多采用POCT产品进行初步诊断。并且很多POCT产品还可以用于家庭自检,如犬细小病毒和犬冠状病毒感染等。

　　目前有很多专业的检测机构致力于从事动物疾病诊断,动物疾病诊断数据分析,动物疾病诊断技术的开发与快速检测产品的开发和生产,并建立动物医学数据平台,为动物医院提供最权威的服务与支持。

第四章 POCT 相关政策法规及质量管理体系

第一节 国务院及有关部门对 POCT 的主要政策与监管

政策方面,自 2005 年 12 月发改委发布《关于组织实施生物疫苗和诊断试剂高技术产业化专项的通知》以来,国家对包括体外诊断在内的生物高新技术一直持鼓励、支持态度。9 年间发改委、国务院、科技部、卫生部等部门颁布相关支持文件十余个(表 4-1)。

表 4-1　国务院及相关部门 POCT 相关政策

时间	政策	颁发部门	政策内容
2005.12	《关于组织实施生物疫苗和诊断试剂高技术产业化专项的通知》	发改委	开展酶联免疫、免疫荧光、PCR 等新型诊断试剂和智能化诊断系统的技术开发和产业化
2006.02	《国家中长期科学和技术发展规划纲要(2006—2020 年)》	国务院	研究预防和早期诊断关键技术,显著提高重大疾病诊断和防止能力;重点开发高效无创出生缺陷早期筛查、检测及诊断技术等技术
2009.06	《促进生物产业加快发展的若干政策》	国务院	重点发展预防和诊断严重威胁我国人民群众生命健康的重大传染病的新型疫苗和诊断试剂
2010.10	《关于加快培育和发展战略性新兴产业的决定》	国务院	大力发展用于重大疾病的生物技术药物、新型疫苗和诊断试剂、化学药物、现代中药等创新药物大品种,提升生物医药产业水平
2010.10	《国家 863 计划生物和医药技术领域体外诊断技术产品开发重大项目申请指南》	科技部	总体目标,突破一批体外诊断仪器设备与试剂的重大关键技术,研制出一批具有自主知识产权的创新产品和具有国际竞争力的优质产品

续表

时间	政策	颁发部门	政策内容
2011.03	《产业结构调整指导目录（2011）》	发改委	鼓励开发和生产新型诊断试剂、新型及医用诊断医疗仪器设备及诊断用酶等酶制剂
2012.01	《医疗器械科技产业"十二五"专业规划》	科技部	产品目标：创制50～80项临床急需的新型、诊断、治疗、康复、急救医疗器械产品
2012.05	《中国慢性病防治工作规划（2012－2015）》	卫生部	80%以上的乡镇卫生院开展血糖测定，30%以上的乡镇卫生院开展简易肺功能测定；开发癌症高发地区重点癌症筛查适宜技术，开展早期筛查和治疗
2013.10	《国务院关于促进健康服务业发展的若干意见》	国务院	健康服务以维护和促进人民群众身心健康为目标，主要包括医疗服务、健康管理和促进、健康保险以及相关服务
2014.02	《医疗器械监管管理条例》	国务院	完善包括体外诊断试剂盒设备的医疗器械监管要求，明确诊断试剂进口监管要求
2014.07	医疗器械经营监督管理办法	食药监局	按照医疗器械风险程度，医疗器械经营实施分类管理。经营第一类医疗器械不需许可和备案，经营第二类医疗器械实行备案管理，经营第三类医疗器械实行许可管理
2014.09	体外诊断试剂注册管理办法	食药监局	本办法所称体外诊断试剂，是指按医疗器械管理的体外诊断试剂，包括在疾病的预测、预防、诊断、治疗检测、预后观察和健康状态评价的过程中，用于人体样本体外检测的试剂、试剂盒、校准品、自控品等产品。可以单独使用，也可以与仪器、器具、设备或者系统组合使用
2014.09	体外诊断试剂临床试验技术指导原则	食药监局	体外诊断试剂的临床试验是指在相应的临床环境中，对体外诊断试剂的临床性能进行的系统性研究
2014.09	体外诊断试剂说明书编写指导原则	食药监局	体外诊断试剂说明说承载了产品产品预期用途、检验方法、对检验结果的解释、主义事项等重要信息，是指导使用者正确操作、临床医生准确理解和合理应用试验结果的重要技术性文件

时间	政策	颁发部门	政策内容
2015.02	《关于开展科技部"十三五"国家重点研发计划优先启动重点研发任务建议征集工作的通知》	科技部	体外诊断入科技部关于开展"十三五"国家重点研发项目征集范围
2015.06	《体外诊断试剂注册管理办法》	食药监局	第一类体外诊断试剂实行备案管理,第二类、第三类体外诊断试剂实行注册管理。鼓励诊断试剂的研究与创新,对创新体外试剂实行特别审批
2015.09	《关于推进分级诊疗制度建设的指导意见》		提出建立基层首诊、双向转诊、急慢分治、上下联动的分级诊疗模式
2016.6.24	《国务院办公厅关于促进和规范健康医疗大数据应用发展的指导意见》	国务院	推进健康医疗临床和科研大数据应用。构建临床决策支持系统。推进基因芯片与测序技术,推动精准医疗技术发展。建立"分级授权、分类应用、权责一致"的管理制度
2016.10	《"健康中国2030"规划纲要》	国务院	引导发展专业的医学检验中心、医疗影像中心、病理诊断中心和血液透析中心等。支持发展第三方医疗服务评价、健康管理服务评价,以及健康市场调查和咨询服务
2016.12	《"十三五"卫生与健康规划》	国务院	实施慢性病综合防控。将军队医疗机构全面纳入分级诊疗体系。组织实施"精准医学研究"等一批国家重点研发计划,加快诊疗新技术、药品和医疗器械的研发和产业化,显著提高重大疾病防治和健康产业发展的科技支撑能力
2016.11	"十三五"国家战略性新兴产业发展规划	国务院	积极开发新型医疗器械,推广应用高性能医疗器械,推进适应生命科学新技术发展的新仪器和试剂研发。支持企业、医疗机构、研究机构等联合建设第三方影像中心
2017.2	国务院办公厅关于印发中国防治慢性病中长期规划(2017—2025年)的通知	国务院	促进互联网与健康产业融合,发展智慧健康产业,探索慢性病健康管理服务新模式。推进预约诊疗、在线随访、疾病管理、健康管理等网络服务应用,提供优质、便捷的医疗卫生服务

　　监管方面,POCT 行业的监管体制由卫生行政管理部门、食品药品监督管理部门、质量监督管理部门、药品流通管理部门及相关行业协会根据各自的职能分工共同对行业进行监督管理和引导。行业主管部门主要有:国家卫生和计划生育委员会、国家食品药品监督管理局、中华人民共和国商务部、国家质量监督检验检疫总局、中国医疗器械协会及现场快速检测(POCT)装备技术专业委员会、中国医药商业协会、中国医院协会临床检验管理专业委员会等。

第二节　地方政府对 POCT 的主要政策与监管

　　地方政府各部门以国务院及有关部门印发的政策为指导,制定并实施本地的政策和监管方案(表 4-2)。

表 4-2　地方政府 POCT 相关政策

时间	政策	省份	政策内容
2015.01	《药械安全性监测评价体系建设指导意见》	云南省	进一步明确了各级监测评价机构的职责分工,体系建设的要求、重点及实施步骤等,为全省监测评价工作的深入发展奠定了坚实基础
2015.02	《浙江省重点监管医疗器械新版目录》	浙江省	浙江省食品药品监督管理局经过广泛征求意见并结合浙江省医疗器械生产监管实际情况,决定调整省级重点监管医疗器械目录
2015.02	《2015 年医疗器械生产企业日常监督计划》	上海	根据医疗器械的风险程度、企业的质量管理水平,并结合医疗器械不良事件、企业监管信用及产品投诉状况等因素,将医疗器械生产企业分为四个监管级别,按照属地监管原则,对医疗器械生产企业实施分类分级动态监管
2015.03	《湖南省医疗器械监管工作联席会议制度》	湖南省	标志着该省医疗器械监管工作联席会议机制正式建立。这有利于推进医疗器械审批的公平、公开、公正
2015.10	《湖北省第三类医疗器械经营企业质量管理年度自查报告指导原则》	湖北省	指导和规范省内医疗器械经营企业开展年度质量管理自查工作

续表

时间	政策	省份	政策内容
2015.11	《〈医疗器械监督管理条例〉行政处罚裁量权细化标准(试行)》	江西省	江西省各级食品药品监督管理部门按此标准对医疗器械行业进行监督
2015.12	第二类创新医疗器械特别审批程序	广东省	省食品药品监督管理局及相关技术机构,根据各自职责和本程序规定,按照早期介入、专人负责、科学审批的原则,在标准不降低、程序不减少的前提下,对创新医疗器械予以优先办理,并加强与申请人的沟通交流
2015.12	《关于进一步深化医药卫生体制改革的实施意见》	山东省	科学界定各级医疗卫生机构主要诊疗病种范围,明确出入院、双向转诊标准和对应的医保支付政策。完善双向转诊程序,重点畅通患者向下转诊渠道,逐步建立基层首诊、双向转诊、急慢分治、上下联动的分级诊疗新模式。鼓励各地进一步扩大分级诊疗试点

第三节　POCT 的管理及质量控制现状

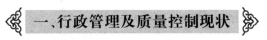

一、行政管理及质量控制现状

POCT 在医院内开展,尚未有明确的管理机构;业内专家呼吁 POCT 院内行政管理亟须加强。

1. POCT 行业发展阻力还包括行业相关法规明确度不足、收费标准还未区别于普通实验室收费标准等,很有必要研究制定基层医生医疗设备配置标准、相关收费、医保制度的准入,鼓励技术成熟、方便快捷、经济实用的新装备推广至基层,同时做好医院之间的任务分级管理、信息化建设,如果能够有效提高基层医生的诊疗质量,POCT 将迎来一个巨大的市场,国产优秀新设备的应用推广也能提高我国基层医疗服务水平。

2. 质量管理体系不完善　由于临床需要,目前很多临床科室开展 POCT,但是,存在着质量控制和临床管理体系均不够完善,仪器维护保养、试剂耗材供应、数字化和信息化等管理上也不够完善等问题。

3. 产品质量和技术要求不统一　在城市社区卫生服务中心和乡镇卫生院,快速血糖仪的使用较多,其他快速设备比较少。目前,不同企业生产的快速仪器与配套的试剂耗材(如免疫分析仪、生化仪、血细胞仪、血凝仪等)质量和技术要求不统一,这对于广大的基层用户,特别是乡镇卫生院和村卫生室,在技术培训和售后服务上面临着挑战。

二、POCT 管理的建议

POCT 应该建立由第三方或认证机构、POCT 行业协会、POCT 管理委员会共同组织管理,同时由 CFDA 监管的管理体系等。

在院内管理方面,重点加强行政管理,将 POCT 的开展与管理级别提高至医院级,特别要进行 POCT 协调员(POCT-C)制度建设,院内 POCT 开展是优秀团队合作的结晶,涉及众多的医疗科室,应该在医院质量管理专业人员、医学工程专业人员、临床检验专业人员、护士、临床医生等的密切合作下实施,这个团队应熟悉工作目标、指导方针、技术原理等。应成立院内 POCT 管理委员会,由主管领导和医务科负责,各相关部门(质量管理科、护理部、医工科、检验科以及内科、外科、手术室、急诊科等开展 POCT 的临床科室)代表参与。在医务科等相关科室设立一个 POCT 协调员岗位,来具体负责管理,需求评估,质量保证和未来策划等工作;在各省、市、医院设立 POCT 委员会,负责组织跨学科的专家制定医院各科室应用的管理与规范;POCT 临床协调员负责相关规范的执行;CFDA 负责 POCT 产品上市的登记注册并列出其产品目录即 POCT 院内床旁诊断产品准入制度,要求生产商遵守规范的生产流程,并要求其及时报告产品是否存在严重的缺陷。同时 CFDA 应在医疗设备市场开展检查,建立一套机制来监督医疗设备产品的生产质量,建立一套系统来确认当一些严重的问题发生时是否与产品的缺陷有着必然的联系。应该由研究人员、医学专业人员、行政管理和企业人员一起来制订国家 POCT 政策、质量控制标准、指导方针和培训计划等。

POCT 产品复杂,目前国际上没有专门的分类标准。根据美国临床实验室修正法案(CLIA)规定和对公众健康的潜在危害程度,美国食品药品监督管理局(FDA)将已批准的体外诊断产品分为豁免、中度复杂和高度复杂等三类。我国也将 POCT 产品进行了分类管理。

第五章　POCT 专业协会及业务交流

第一节　中国医学装备协会

中国医学装备协会(China Association of Medical Equipment,CAME)是经国家民政部批准成立登记的国家一级协会。近年来,CAME 受卫生部委托,承担了医学装备技术评估选取型推荐工作,为各地卫生厅局的集中招标工作提供技术服务。同时,还承担医疗机构设备配置标准的制定工作。在卫生部职业技术鉴定中心的指导下,编写医学设备管理师的职业技能标准,并协助卫生部和劳动部做好医疗设备及技术人员资格和上岗的准入工作。

协会开展的还有学术交流与合作、继续教育、基地培训、杂志、网站等一系列的工作。

 中国医学装备协会下设分支机构(表 5-1)

表 5-1

序号	分支机构名称	序号	分支机构名称
1	POCT 装备技术专委会	11	CT 工程技术专委会
2	医学实验室装备与技术分会	12	病理装备技术专委会
3	医学装备管理专委会	13	核医学装备与技术专委会
4	医用机动车辆装备技术专委会	14	急救医学装备专委会
5	医学装备与技术教育培训分会	15	放射治疗装备与技术专委会
6	医学装备技术保障专委会	16	药房装备与技术专委会
7	磁共振成像装备与技术专委会	17	音乐医学与技术装备分会
8	临床检验装备与技术专委会	18	血液净化装备技术专委会
9	妇幼医学装备与技术专委会		
10	医用辐射装备防护检测专委会		
	医学装备计量测试专委会		

第二节　中国医学装备协会现场快速检测装备技术专业委员会

2014年,为推动POCT技术的健康发展,促进POCT行业相关标准的建立,培养POCT技术人才,充分发挥POCT"小型便携、操作简单、使用方便、即使报告"的技术特点,实现医疗检测模式从实验室到床旁、家庭和现场的转变,逐步形成健康物联网,中国医学装备协会批准成立"现场快速检测(POCT)装备技术分会"。

分会将团结POCT相关专家、企业、科研院所和医疗卫生单位,协调多项医学检测技术资源,实现健康服务移动式、信息化、治未病;让便捷、快速、经济的新技术为我国医药卫生体制改革和人们健康做出贡献。

会议概况

自2014年分支机构成立以来,在总会领导的支持与关怀下,2017年POCT分会得了显著的成绩。在过去的一年里,先后参加了第75届中国国际医疗器械春季博览会并设分论坛,于总会第26届学术年会期间召开了"POCT特殊领域应用于科技联盟发展座谈会",成功举办了"2017中国POCT年会",重中之重的工作在于抓POCT质量管理问题,称为"POCT质控年"。

第75届中国国际医疗器械春季博览会分论坛上,康熙雄会长提出质量控制的重要性,培训质量控制的方法与路径,让家学习掌握质量控制内容,提高质量管理能力。

由中国医学装备协会现场快速检测(POCT)装备技术分会主办的"2017中国POCT年会"在四川·成都天之府温德姆至尊豪廷大酒店顺利召开。本次大会以"快"与"慢"的对话,POCT、移动平台与大健康为主题,邀请到众多知名专家学者、相关部门领导、临床医生、科研人员、业界企业家等参会参展。6月8日,蓉城的细雨蒙蒙挡不住众多参会者的热情洋溢,来到签到处的人们络绎不绝。大会开幕式由中国医学装备协会POCT分会会长康熙雄教授主持,中国医学装备学会副理事长王东升、成都市卫计委副主任张轶、成都市郫都区委书记杨东升分别进行了致辞,表达了对此次大会以及行业发展的支持和祝愿。此次会议分为主会场和5个分会场,将有近60位专家、领导和行业精英带来多场精彩报告,小第一分会场——POCT临床应用与院内管理交流,第二分会场——POCT与移动健康,第三分会场——POCT科技前沿,第四分会场——POCT产业投融资、技术合作洽谈与大众创业路演,第五分会场——食品安全、卫生应急等。

总会第26届学术年会期间召开了"POCT特殊领域应用于科技联盟发展座谈会"。会议由POCT分会和江苏省临检中心共同承办。会议由中国医学装备协会副秘书长董书魁教授主持,康熙雄会长、刘杰主任、陈宇宁主任等分别就"POCT 特殊领域应用于科技联盟发展"做了精彩报告。

2017 年 11 月 11 日在陆军总医院召开军事 POCT 学组成立大会,本次大会通过设立"中国军事 POCT"及标准化学组,以形成"POCT 的产医研军"的协调创新体系,打造 POCT 基础研究、技术规范、军事转化和 POCT 临床应用标准化的跨行业、跨领域应用于科研合作平台,旨在推进我国军事 POCT 技术检验方法及军事 POCT 器材的研究与开发进行学术交流,以及 POCT 试剂的标准化、自动化及国产化。

2017 年 11 月 30 日,中国医学装备协会 POCT 分会基层推广专业委员会成立大会暨 POCT 新技术应用发展论坛在新都区人民医院隆重举行,来自全国各省市的代表 200 人参加。中国医学装备协会 POCT 分会常务委员、四川大学华西医院检验科江虹教授,中国医学装备协会副秘书长董书魁教授、技术部主任杨建龙教授等专家领导莅会,区人民医院理事长童槐出席并致辞,医院院长古翔儒和班子成员及相关人员参加会议。大会成功搭建了中国医学装备协会 POCT 分会基层推广专委会第一届组织架构,医院院长古翔儒、四川大学华西医院江虹教授、医院医学检验科主任陈宇宁分别当选为专委会名誉主任委员、主任委员、副主任委员,医学检验科张园园任秘书;全国各省市专家 20 余人分别当选为常务委员和委员。随后举行了 POCT 新技术应用发展论坛。彭州市人民医院院长王友良主持论坛,江虹教授、董书魁教授、陈宇宁主任及广西省临床检验中心周向阳教授等分别就 POCT 检测的质量保障及规范管理、POCT 技术在分子诊断中的发展与应用、POCT 我们必须的选择、POCT 基层应用的规范管理实践等方面的内容及新进展作了详细的讲解和分享。

为进一步对全国医疗机构使用 POCT 临床科室的质量监管,指导和服务,分会特此搭建 CMEF POCT 专委会质量评价平台,逐步完善中。

2018 年工作要点:加强组织建设;2018 年 POCT 年会准备;依然筹办围绕质量主体的会议;完善 CMEF POCT 专委会质量评价平台;推动《POCT 院内管理办法》和专家共识的落地工作,积极参与行业内相关投资咨询、产业发展和医改研究等工作。

第六章　行业标准

第一节　医疗器械体外诊断产品标准

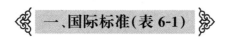

一、国际标准(表 6-1)

表 6-1　体外诊断国际标准

标准号	中文名称
ISO/TS 17822-2014	体外诊断检验系统——微生物病原体的检测和识别用基于核酸的体外定性检验程序
ISO 23640-2013	体外诊断医疗器械 体外诊断试剂的稳定性评定
ISO 19001-2013	体外诊断医疗设备——制造商提供的生物着色用体外诊断试剂信息
ISO 18113-2013	体外诊断医疗器械 厂商提供的信息(标签)
ISO 15197-2013	体外诊断试验系统 糖尿病管理用血糖自测监测系统的要求
ISO 15193-2009	体外诊断医疗器械——生物源性样品中量的测量
ISO 17511-2003	体外诊断医疗器械 生物试样数量的测定 对检定员和对照材料赋值的计量溯源性
ISO 13485-2003	医疗设备-质量管理系统-调整要求
ISO 18153-2003	体外诊疗装置,生物样品的定量测量,校准仪和控制系统指定酶的催化浓度的测量溯源性

二、体外诊断其他标准(表6-2)

表6-2 体外诊断其他标准

标准号	中文名称	适用范围
YY/T 1227-2014	临床化学体外诊断试剂(盒)命名	本标准规定了临床化学体外诊断试剂盒命名应遵循的原则,并对部分项目制定了具体命名实例。本标准包含范围、规范性引用文件、术语和定义及要求等内容 本标准适用于采用分光光度法,利用全自动生化分析仪、半自动生化分析仪或分光光度计,在医学实验室进行定量检测的临床化学体外诊断试剂(盒)产品 本标准不适用于校准品、质控品
GB/T 26124-2011	临床化学体外诊断试剂(盒)	本标准规定了临床化学体外诊断试剂(盒)〔以下简称"试剂(盒)"〕质量检验的通用技术要求,包括术语和定义、分类和命名、要求、试验方法、标签和使用说明、包装、运输和贮存 本标准适用于医学实验室进行临床化学项目定量检验所使用的基于分光光度法原理的体外诊断试剂(盒) 本标准不适用于: a)性能评价试剂(如仅供研究用试剂); b)POCT(床旁快速检测)临床化学体外诊断试剂
WS/T 254-2005		本标准规定了起草参考测量程序的要求 本标准适用于在检验医学各分支中,拟书写参考测量程序文件的所有个人、团体和学术机构
WS/T 253-2005	体外诊断医学器具生物源样品中量的测量参考物质	本标准规定了参考物质的描述要求和格式。适用于较高级计量学水平的参考物质,这些参考物质可以被分类为一级测量标准和二级测量标准,其作用是作为参考测量程序的校准品或质控物质 本标准不适用于作为体外诊断测量系统部分的参考物质 本标准也就如何收集基础数据以确定数值及如何出具赋值做出说明 本标准还规定了证书格式。本标准不适用于参考物质的生产
WS/T 252-2005	体外诊断用品标识	本标准规定了对体外诊断用品标识的要求 本标准适用于一切以诊断疾病为目的、在体外进行实验或检验时所使用的试剂、校准品、质控物及相关材料的标识

续表

标准号	中文名称	适用范围
GB/T 19634-2005	体外诊断检验系统自测用血糖监测系统通用技术条件	本标准规定了自测用血糖监测系统的术语和定义、要求、试验方法、标签和使用说明、包装、运输和贮存 本标准适用于体外监测人体毛细血管全血和（或）静脉全血中葡萄糖浓度的自测用血糖监测系统（通常包括便携式血糖仪、一次性试条和质控物质）
WS/T 124-1999	临床化学体外诊断试剂盒质量检验总则	本标准规定了临床化学体外诊断试剂盒的质量检验的通用技术要求 本标准适用于对临床实验室常规检验用临床化学体外诊断试剂盒的质量检验

第二节　现场快速检测产品技术标准

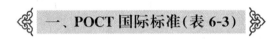

一、POCT 国际标准（表6-3）

表 6-3　POCT 国际标准

标准号	中文名称
ISO 15197-2013	体外诊断试验系统 糖尿病管理用血糖自测监测系统的要求
ISO 22870-2006	床边检验（POCT）质量和技巧能力的要求

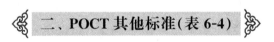

二、POCT 其他标准（表6-4）

表 6-4　POCT 其他标准

标准号	中文名称	适用范围
YY/T 1225-2014	肺炎支原体抗体检测试剂盒	本标准适用于胶体金法、酶联免疫法定性测定人血清、血浆和全血中的肺炎支原体 IgG、IgM 抗体的检测试剂盒。本标准规定了肺炎支原体抗体检测试剂盒的产品分类、要求、检验方法、检验规则、标识、标签、包装、运输和贮存等内容

标准号	中文名称	适用范围
YY/T 1220-2013	肌酸激酶同工酶（CK-MB）诊断试剂（盒）（胶体金法）	本标准规定了肌酸激酶同工酶（CK-MB）诊断试剂（盒）（胶体金法）的术语和定义、要求、试验方法、检验和判定、标识、标签和使用说明书、包装、运输和贮存
		本标准适用于肌酸激酶同工酶（CK-MB）诊断试剂（盒）（胶体金法）。该试剂用于体外定性检测人血清或血浆中肌酸激酶同工酶（Creatine kinase isoenzyme,CK-MB）的活性
YY/T 1215-2013	丙型肝炎病毒（HCV）抗体检测试剂盒（胶体金法）	本标准规定了丙型肝炎病毒（HCV）抗体检测试剂盒（胶体金法）的术语和定义、要求、试验方法、检验和判定、包装、标志和使用说明书、运输和贮存
		本标准适用于丙型肝炎病毒（HCV）抗体检测试剂盒（胶体金法、胶体硒法、胶乳法等快速检测试纸条试剂盒）。该试剂盒用于定性检测人全血、血清或血浆中的丙型肝炎病毒（HCV）抗体
YY/T 1221-2013	心肌肌钙蛋白I诊断试剂（盒）（胶体金法）	本标准规定了心肌肌钙蛋白I诊断试剂（盒）（胶体金法）的术语和定义、要求、试验方法、检验和判定、标识、标签和使用说明书、包装、运输和贮存
		本标准适用于心肌肌钙蛋白I诊断试剂（盒）（胶体金法）。该试剂用于定性检测人血清或血浆中的心肌肌钙蛋白I(cTnI)
YY/T 1164-2009	hCG(hCG)检测试纸（胶体金免疫层析法）	本标准规定了hCG检测试纸的术语和定义、要求、试验方法、标志、标签、使用说明、包装、运输和贮存等
		本标准适用于测定人尿hCG的检测试纸（胶体金免疫层析法）
GB/T 18990-2008	促黄体生成素检测试纸（胶体金免疫层析法）	本标准规定了促黄体生成素检测试纸的术语和定义、技术要求、试验方法、检验和判定、包装、标志和使用说明书、运输和贮存
		本标准适用于通过肢体金免疫层析法原理测定妇女尿液中LH水平,以预测排卵时间,用于指导育龄妇女选择最佳受孕时机或指导安全期避孕的促黄体生成素检测试纸（以下简称试纸）

标准号	中文名称	适用范围
GB/T 19634-2005	体外诊断检验系统自测用血糖监测系统通用技术条件	本标准规定了自测用血糖监测系统的术语和定义、要求、试验方法、标签和使用说明、包装、运输和贮存 本标准适用于体外监测人体毛细血管全血和（或）静脉全血中葡萄糖浓度的自测用血糖监测系统（通常包括便携式血糖仪、一次性试条和质控物质）

第七章　POCT 生产企业现状

正如传统体外诊断行业一样，全球 POCT 市场同样被罗氏、雅培、Alere 等龙头企业占据，不同的是，源自于国外的 POCT 产品市场几大巨头目前并没有在 POCT 所有细分领域都分一杯羹，而是在自己最擅长的领域分别选择 POCT 中一个或几个细分领域进行深耕，在各自的细分领域市场占据领先地位。比如强生、罗氏在血糖领域占据绝对优势，Alere 在血气、传染病和心脏标志物都有较强的实力，BD 专注于传染病 POCT，而雅培则凭借其多功能的 i-SATA 掌式 POCT 检测分析平台占据了一席之地。

相对于欧美等发达国家的 POCT 产品技术特点，国内 POCT 企业需要具备强大的研发创新能力，不断更新换代，创造出更方便、快捷，准确度更高的 POCT 产品，这也就使得大多数企业仅能专注于一个或几个细分领域。国内主营 POCT 的上市公司不多，有万孚生物和三诺生物等，大多数 IVD 企业刚开始涉足 POCT 领域，比如科华生物、达安基因、鱼跃医疗等；新三板企业中璟泓科技和明德生物专营 POCT；未上市公司中做的比较突出的有上海奥普、南京基蛋、深圳瑞莱、北京热景等。

1. 国外主要企业发展情况　扫描二维码查看国外主要企业

2. 国内主要企业发展情况　扫描二维码查看国内主要企业

参考文献

扫描二维码查看参考文献